NEVJEROJATNA KUHARICA S NISKIM MASNOĆAMA

100 super-jednostavnih recepata za pripremu kod kuće kako biste svoj recept s niskim udjelom masti obogatili dobrotom

Anamarija Babić

Sva prava pridržana.

Odricanje

Informacije sadržane u ovoj e-knjigi služe kao sveobuhvatna zbirka strategija o kojima je autor ove e-knjige istraživao. Sažeci, strategije, savjeti i trikovi samo su preporuke autora, a čitanje ove e-knjige ne jamči da će nečiji rezultati točno odražavati rezultate autora. Autor e-knjige uložio je sve razumne napore da pruži aktualne i točne informacije za čitatelje e-knjige. Autor i njegovi suradnici neće biti odgovorni za eventualne nenamjerne pogreške ili propuste. Materijal u e-knjigi može uključivati informacije trećih strana. Materijali trećih strana sadrže mišljenja koja su izrazili njihovi vlasnici. Kao takav, autor e-knjige ne preuzima odgovornost za materijale ili mišljenja trećih strana. Bilo zbog napretka interneta ili nepredviđenih promjena u politici tvrtke i uredničkim smjernicama za podnošenje, ono što je navedeno kao činjenica u vrijeme pisanja ovog teksta može kasnije postati zastarjelo ili neprimjenjivo.

E-knjiga je zaštićena autorskim pravima © 202 2 sa svim pridržanim pravima. Protuzakonito je redistribuirati, kopirati ili stvarati radove izvedene iz ove e-knjige u cijelosti ili djelomično. Nijedan dio ovog izvješća ne smije se reproducirati ili ponovno prenositi u bilo kojem obliku reproduciranja ili ponovnog prijenosa bez pisanog i potpisanog dopuštenja autora.

SADRŽAJ

SADRŽAJ 3
UVOD 7
B DORUČAK 8
    1. Doručak sa zobenom kašom 9
    2. Doručak sa zobenom kašom i jogurtom 11
    3. Kakao zobene pahuljice 13
    4. Borovnica Vanilija preko noći Zob 16
    5. Zobena kaša s jabukom 18
    6. Bademov maslac banana zob 20
    7. Zobena kaša s kokosom i narom 22
    8. Kora za pizzu od jaja 24
    9. Omlet s povrćem 26
    10. Muffini s jajima 28
    11. Kajgana od dimljenog lososa 30
    12. Odrezak i jaja 33
    13. Pečenje od .... Jaja 35
    14. Fritaja 38
    15. Naan / Palačinke / Palačinke 40
    16. Palačinke od tikvica 42
    17. Slane kore za pitu 44
    18. Quiche 46
    19. Kuglice sa svježim sirom i sezamom 49
PREDJELA 51
    20. Humus 52
    21. Guacamole 54
    22. Baba Ghanoush 56

23.	ESPINACASE LA CATALANA	58
24.	TAPENADA	60
25.	UMAK OD CRVENE PAPRIKE	62
26.	PATLIDŽAN I JOGURT	65
27.	CAPONATA	67

SMOTHIJI 70

28.	SMOOTHIE OD KELJA I KIVIJA	71
29.	SMOOTHIE OD TIKVICA I JABUKA	73
30.	SMOOTHIE OD MASLAČKA	75
31.	SMOOTHIE OD MEDOVAČE OD KOMORAČA	77
32.	SMOOTHIE OD BROKULE I JABUKE	79
33.	SMOOTHIE OD SALATE	81
34.	SMOOTHIE OD AVOKADA I KELJA	83
35.	SMOOTHIE OD POTOČARKE	85
36.	SMOOTHIE OD ZELJA I CIKLE	87
37.	SMOOTHIE OD BROKULE I PORILUKA OD KRASTAVACA	89
38.	SMOOTHIE OD KAKAO ŠPINATA	91
39.	SMOOTHIE OD LANA I BADEMA	93
40.	SMOOTHIE OD JABUKE I KELJA	95
41.	SMOOTHIE OD LEDENE BRESKVE	97
42.	RAINBOW SMOOTHIE	99

DESERI 101

43.	KOLAČI OD RAKOVA	102
44.	KORE ZA SLATKU PITU	104
45.	PITA OD JABUKA	107
46.	VOĆE UMOČENO U ČOKOLADU	110
47.	KOLAČIĆI BEZ PEČENJA	112
48.	SIROVI KOLAČIĆI	114
49.	SLADOLED	116

| 50. | Kolačići sa začinima od jabuke | 118 |

JUHE 120

51.	Krem juha od brokule	121
52.	Juha od leće	123
53.	Hladna juha od krastavaca i avokada	125
54.	Gazpacho	127
55.	Talijanska goveđa juha	130
56.	Kremasto pečene gljive	132
57.	Juha od crnog graha	135
59.	Juha od tikvica	140
60.	Svinjska juha od bijelog graha	142
61.	Grčka pileća juha od limuna	145
62.	Juha od jaja	147
63.	Kremasta juha od rajčice i bosiljka	149

GLAVNO JELO 151

64.	Varivo od leće	152
65.	Pirjani zeleni grašak s govedinom	154
66.	Bijeli pileći čili	156
67.	Svinjski kelj	159
68.	Squash Karfiol Curry	162
69.	Crockpot Red Curry Janjetina	164
70.	Easy Lentil Dhal	166
71.	Gumbo	168
72.	Curry od slanutka	171
73.	Piletina s crvenim curryjem	173
74.	Pirjani zeleni grah sa svinjetinom	175
75.	Ratatouille	178
76.	Govedina sa roštilja	181
77.	Goveđi file sa lukom	183
78.	Čili	186

79.	GLAZIRANA MESNA ŠTRUCA	189
80.	LAZANJE OD PATLIDŽANA	191
81.	PUNJENI PATLIDZAN	194
82.	PUNJENE CRVENE PAPRIKE SA JUNETINOM	196
83.	SUPER GULAŠ	199
84.	FRIJOLES CHARROS	201
85.	PILETINA CACCIATORE	203
86.	KUPUS PIRJAN SA MESOM	206
87.	GOVEĐI PAPRIKAŠ SA GRAŠKOM I MRKVOM	208
88.	ZELENI PILEĆI PAPRIKAŠ	210
89.	IRSKI PAPRIKAŠ	213
90.	MAĐARSKI GULAŠ OD GRAŠKA	215
91.	PILETINA TIKKA MASALA	217
92.	GRČKI GOVEĐI PAPRIKAŠ (STIFADO)	220
93.	MESNI PAPRIKAŠ SA CRVENIM GRAHOM	223
94.	GULAŠ OD JANJETINE I BATATA	226
95.	PEČENA PILEĆA PRSA	229
96.	PEČENA PILETINA SA RUŽMARINOM	231
97.	CARNE ASADA	233
98.	CIOPPINO	235
99.	IVERAK S NARANČASTIM KOKOSOM	238
100.	LOSOS NA ŽARU	240

ZAKLJUČAK 242

UVOD

Dijeta s niskim udjelom masti je ona koja ograničava masnoće, a često i zasićene masti i kolesterol. Dijete s niskim udjelom masnoća imaju za cilj smanjiti pojavu stanja poput bolesti srca i pretilosti. Za mršavljenje djeluju slično kao i dijete s niskim udjelom ugljikohidrata, budući da sastav makronutrijenata ne određuje uspjeh mršavljenja. Masti daju devet kalorija po gramu, dok ugljikohidrati i proteini daju četiri kalorije po gramu. Institut za medicinu preporučuje ograničavanje unosa masti na 35% ukupnih kalorija kako bi se kontrolirao unos zasićenih masti.

Iako su masti bitan dio ljudske prehrane, postoje "dobre masti" i "loše masti". Poznavanje razlike može pomoći osobi da donese informirani izbor o svojim obrocima.

Ako slijedite zdravu, uravnoteženu prehranu, ograničavanje unosa masti općenito je nepotrebno. Međutim, pod određenim okolnostima, ograničavanje masti u vašoj prehrani može biti korisno.

Na primjer, dijete s niskim udjelom masti preporučuju se ako se oporavljate od operacije žučnog mjehura ili imate bolest žučnog mjehura ili gušterače .

Prehrana s niskim udjelom masti također može spriječiti žgaravicu, smanjiti težinu i poboljšati kolesterol.

B DORUČAK

1. Zobeni doručak

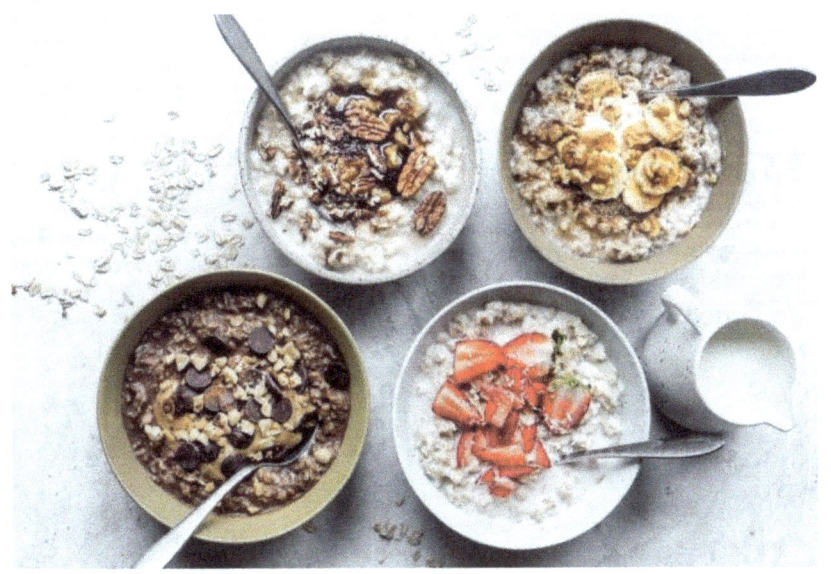

Služi 1

Sastojci

- 1 šalica kuhane zobene kaše
- 1 žličica mljevenih sjemenki lana
- 1 žličica suncokretovih sjemenki
- Malo cimeta
- Pola žličice kakaa

Upute

a) Zobene pahuljice skuhajte s vrućom vodom i nakon toga pomiješajte sve sastojke.

b) Ako morate, zasladite s nekoliko kapi sirovog meda.

c) Po želji: sjemenke suncokreta možete zamijeniti sjemenkama bundeve ili chia sjemenkama.

d) Umjesto kakaa možete dodati šaku borovnica ili bilo kojeg bobičastog voća.

2. Doručak sa zobenim pahuljicama i jogurtom

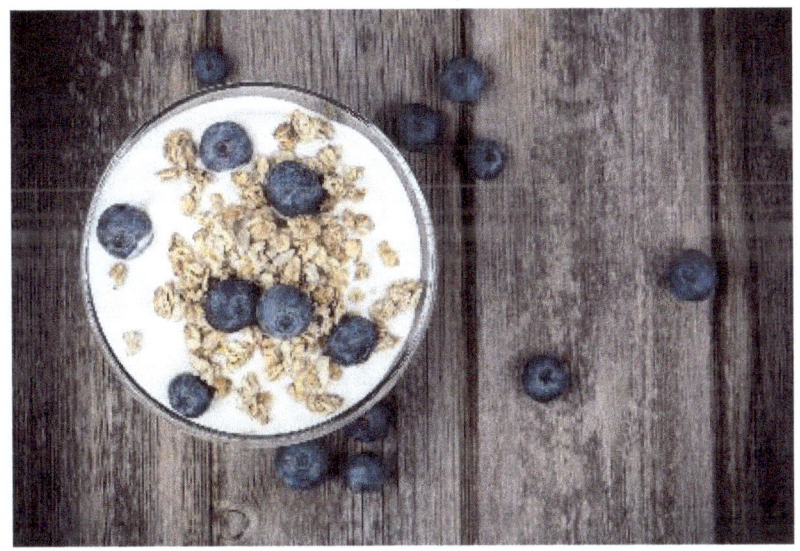

Služi 1
Sastojci

- 1/2 šalice suhe zobene kaše
- Šaka borovnica (po želji)
- 1 šalica nemasnog jogurta

Upute

a) Pomiješajte sve sastojke i pričekajte 20 minuta ili ostavite preko noći u hladnjaku ako koristite čelično rezanu zob.

b) Poslužiti

3. Kakao zobene pahuljice

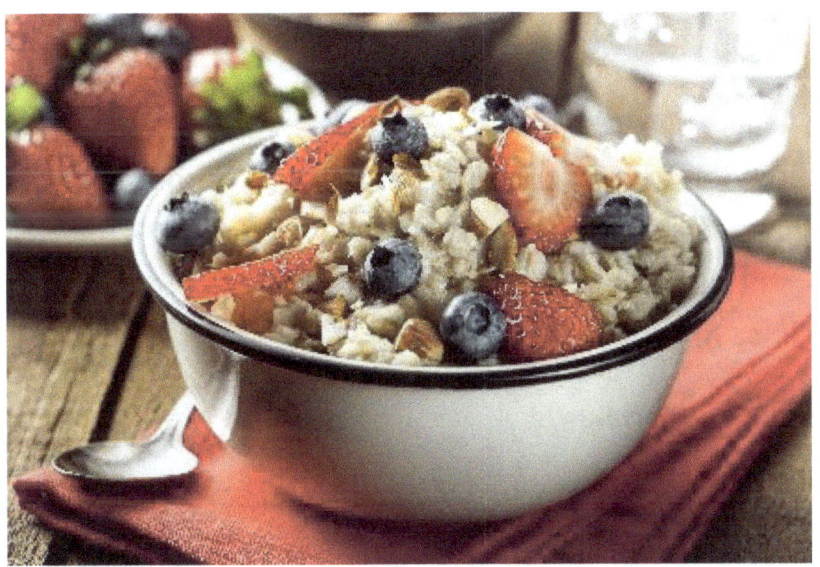

SLUŽI 1

Sastojci

- 1/2 šalice zobi
- 2 šalice vode
- Prstohvat žličice soli
- 1/2 žličice mljevene mahune vanilije
- 2 žlice kakaa u prahu
- 1 žlica sirovog meda
- 2 žlice brašna od mljevenih sjemenki lana
- mrvicu cimeta
- 2 bjelanjka

Upute

a) U lonac na jakoj vatri stavite zob i sol. Prelijte s 3 šalice vode. Pustite da zakipi i kuhajte 3-5 minuta uz povremeno miješanje. Nastavite dodavati 1/2 šalice vode ako je potrebno dok se smjesa zgušnjava.

b) U zasebnoj zdjeli umutite 4 žlice vode u 4 žlice kakaa u prahu da dobijete glatki umak. Dodajte vaniliju u tavu i promiješajte.

c) Smanjite vatru na nisku. Dodajte bjelanjke i odmah umutite. Dodajte laneno brašno i cimet. Promiješajte da se sjedini. Maknite s vatre, dodajte sirovi med i odmah poslužite.

d) Prijedlozi za preljev: narezane jagode, borovnice ili nekoliko badema.

4. Borovnica Vanilija Zob preko noći

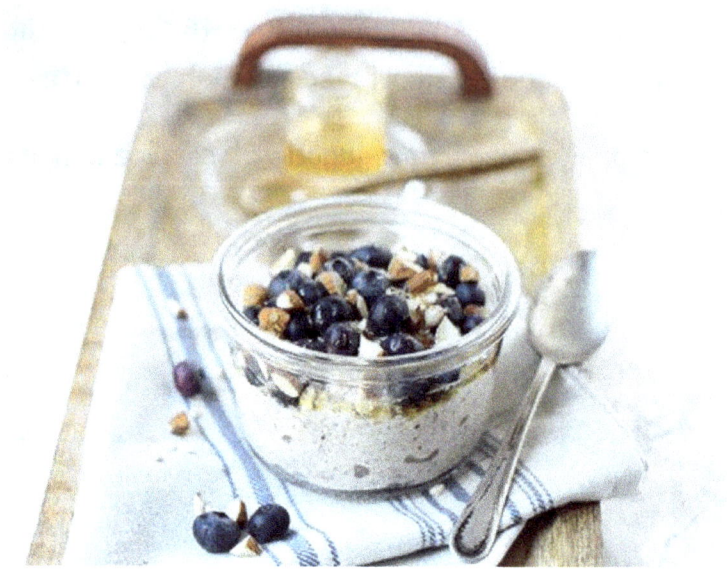

Služi 1
Sastojci

- 1/2 šalice zobi
- 1/3 šalice vode
- 1/4 šalice nemasnog jogurta
- 1/2 žličice mljevene mahune vanilije
- 1 žlica obroka sjemenki lana
- Prstohvat soli
- Borovnice, bademi, kupine, sirovi med za preljev

Upute

a) Sastojke (osim preljeva) dodajte u zdjelu navečer. Hladiti preko noći.

b) Ujutro smjesu promiješajte. Trebao bi biti gust. Dodajte preljeve po izboru.

5. Zobena kaša od jabuke

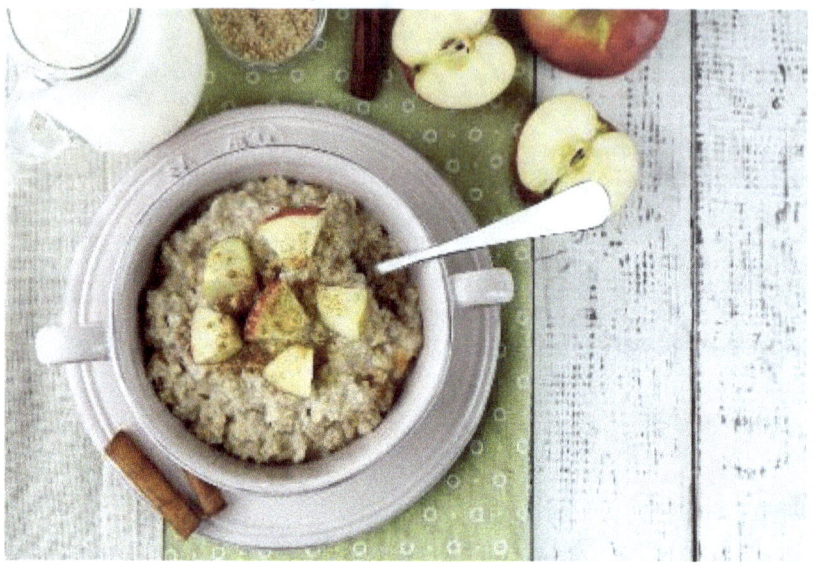

Služi 1

Sastojci

- 1 ribana jabuka
- 1/2 šalice zobi
- 1 šalica vode
- Malo cimeta
- 2 žličice sirovog meda

Upute

a) Zob kuhajte u vodi 3-5 minuta.

b) Dodati naribanu jabuku i cimet. Umiješajte sirovi med.

6. Bademov maslac banana zob

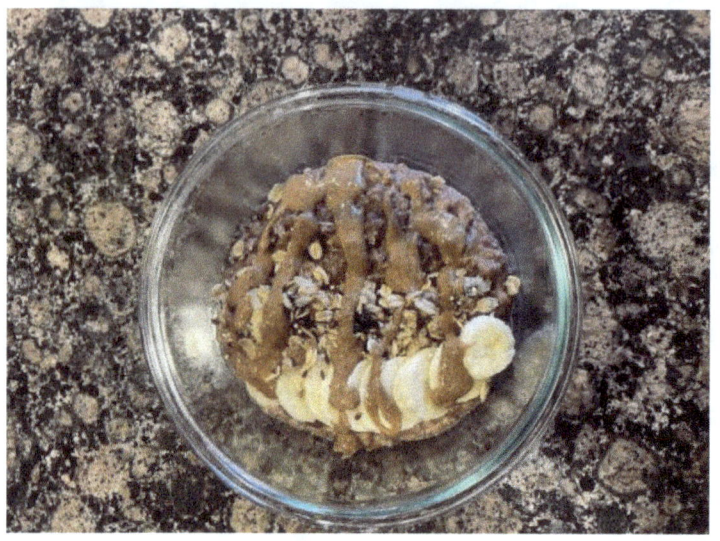

Služi 1
Sastojci

- 1/2 šalice zobi
- 3/4 šalice vode
- 1 bjelanjak
- 1 banana
- 1 žlica. brašno od sjemenki lana
- 1 žličica sirovog meda
- prstohvat cimeta
- 1/2 žlice. maslac od badema

Upute

a) Pomiješajte zob i vodu u zdjeli. Istucite bjelanjak pa ga umiješajte sa nekuhanom zobi. Prokuhajte na štednjaku. Provjerite gustoću i po potrebi nastavite zagrijavati dok zob ne postane pahuljasta i gusta. Bananu zgnječiti i dodati zobi. Zagrijte 1 minutu

b) Umiješajte lan, sirovi med i cimet. Prelijte maslacem od badema!

7. Zobena kaša od kokosa i nara

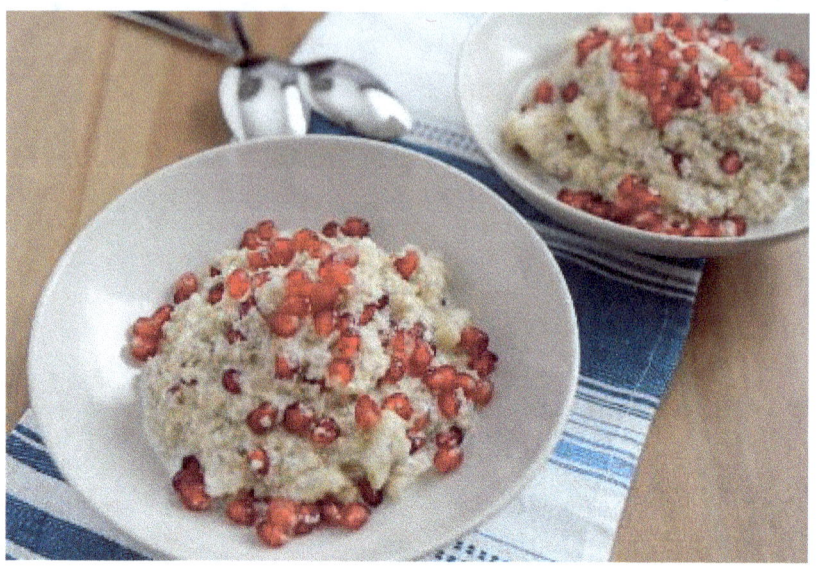

SLUŽI 1

Sastojci

- 1/2 šalice zobi

- 1/3 šalice kokosovog mlijeka

- 1 šalica vode

- 2 žlice. nasjeckani nezaslađeni kokos

- 1-2 žlice. brašno od sjemenki lana

- 1 žlica. sirovi med

- 3 žlice. sjemenke nara

Upute

a) skuhajte zob s kokosovim mlijekom, vodom i soli.

b) umiješajte kokos, sirovi med i brašno od sjemenki lana. pospite dodatnim kokosom i sjemenkama nara.

8. Kora za pizzu od jaja

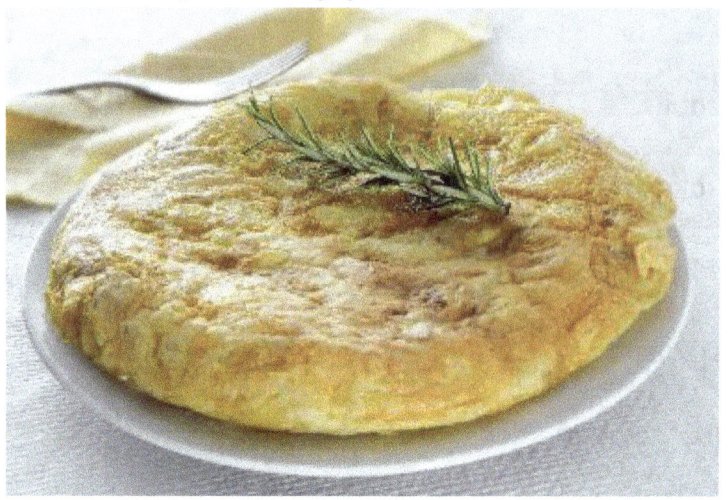

Sastojci

- 3 jaja
- 1/2 šalice kokosovog brašna
- 1 šalica kokosovog mlijeka
- 1 protisnuti češanj češnjaka

Upute

a) Izmiješajte i napravite omlet.
b) Poslužiti

9. Omlet s povrćem

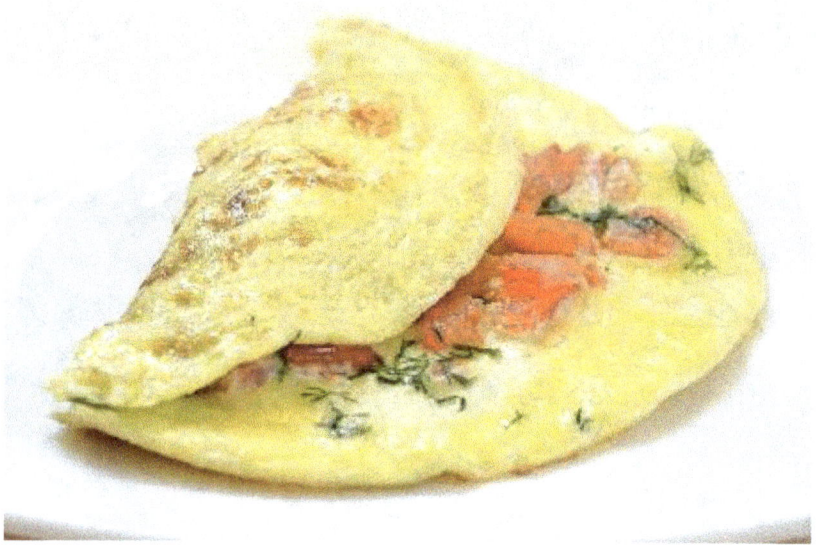

Služi 1

Sastojci

- 2 velika jaja
- Sol
- Mljeveni crni papar
- 1 žličica maslinovog ulja ili kima
- 1 šalica špinata, cherry rajčice i 1 žlica jogurt sira
- Mljevena crvena paprika i prstohvat kopra

Upute

a) U maloj posudi umutite 2 velika jaja. Začinite solju i mljevenim crnim paprom i ostavite sa strane. Zagrijte 1 žličicu maslinovog ulja u srednjoj tavi na srednjoj vatri.

b) Dodajte mladi špinat, rajčice, sir i kuhajte, miješajući, dok ne uvene (otprilike 1 minutu).

c) Dodajte jaja; kuhajte, povremeno miješajući, dok se ne stegne, otprilike 1 minutu. Umiješajte sir.

d) Pospite mljevenom crvenom paprikom i koprom.

10. Muffini s jajima

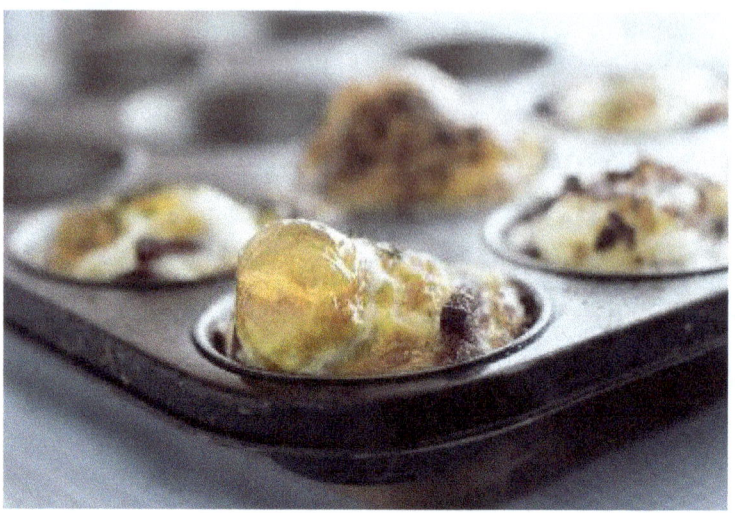

Posluživanje: 8 muffina

Sastojci

- 8 jaja
- 1 šalica zelene paprike narezane na kockice
- 1 šalica luka narezanog na kockice
- 1 šalica špinata
- 1/4 žličice soli
- 1/8 žličice mljevenog crnog papra
- 2 žlice vode

Upute

a) Zagrijte pećnicu na 350 stupnjeva F. Nauljite 8 posuda za muffine.

b) Istucite jaja zajedno.

c) Pomiješajte papriku, špinat, luk, sol, crni papar i vodu. Ulijte smjesu u kalupe za muffine.

d) Pecite u pećnici dok muffini ne budu gotovi u sredini.

11. Kajgana od dimljenog lososa

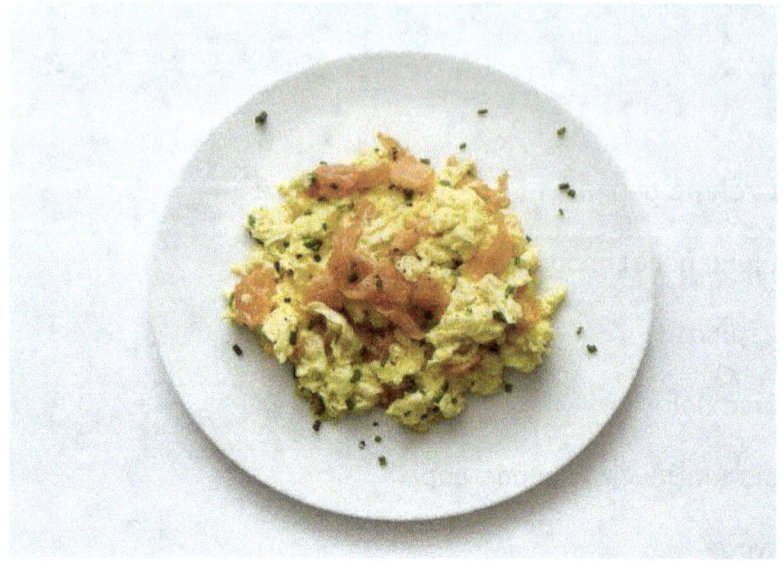

Sastojci

- 1 žličica kokosovog ulja
- 4 jaja
- 1 žlica vode
- 4 oz. dimljeni losos, narezan
- 1/2 avokada
- mljeveni crni papar, po ukusu
- 4 vlasca, mljevena (ili koristite 1 mladi luk, narezan na tanke ploške)

Upute

a) Zagrijte tavu na srednje jakoj vatri.

b) Dodajte kokosovo ulje u tavu kada je vruće.

c) Za to vrijeme umutite jaja. U vruću tavu dodajte jaja, zajedno s dimljenim lososom. Neprekidno miješajući, kuhajte jaja dok ne omekšaju i postanu rahla.

d) Maknite s vatre. Pospite avokadom, crnim paprom i vlascem za posluživanje.

12. Odrezak i jaja

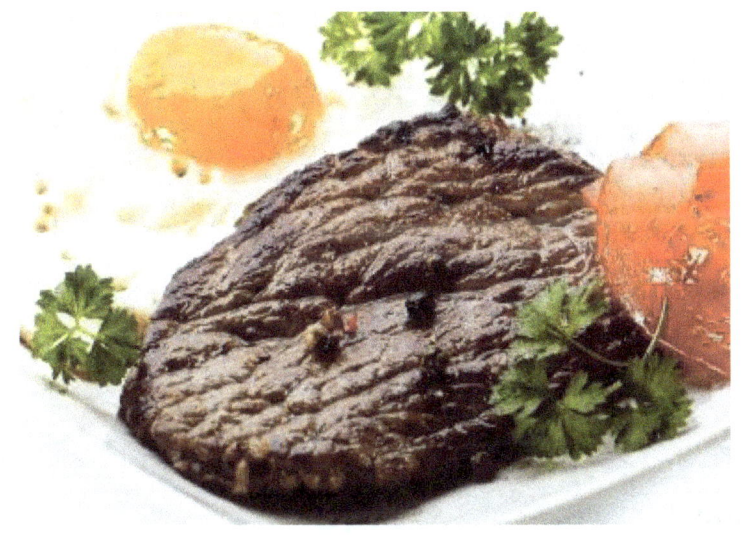

SLUŽI 2

Sastojci

- 1/2 lb goveđeg odreska bez kostiju ili svinjskog fileta
- 1/4 žličice mljevenog crnog papra
- 1/4 žličice morske soli (po želji)
- 2 žličice kokosovog ulja
- 1/4 luka, narezanog na kockice
- 1 crvena paprika, narezana na kockice
- 1 šaka špinata ili rikule
- 2 jaja

Upute

a) Narezani odrezak ili svinjski file začinite morskom soli i crnim paprom. Zagrijte tavu na jakoj vatri. Dodajte 1 žličicu kokosovog ulja, luk i meso kada je tava vruća i pirjajte dok se odrezak malo ne zapeče.

b) Dodajte špinat i crvenu papriku i kuhajte dok odrezak ne bude pečen po vašoj želji. U međuvremenu zagrijte malu tavu na srednje jakoj vatri. Dodajte preostalo kokosovo ulje i ispecite dva jaja.

c) Svaki odrezak pospite pečenim jajetom za posluživanje.

13. Pecite jaja

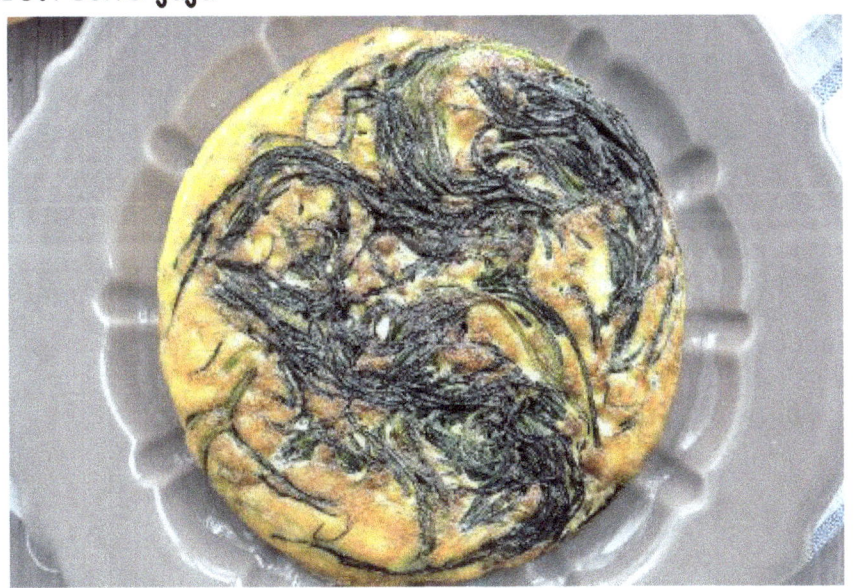

Poslužuje 6

Sastojci

- 2 šalice nasjeckane crvene paprike ili špinata
- 1 šalica tikvica
- 2 žlice kokosovog ulja
- 1 šalica narezanih gljiva
- 1/2 šalice narezanog mladog luka
- 8 jaja
- 1 šalica kokosovog mlijeka
- 1/2 šalice bademovog brašna
- 2 žlice nasjeckanog svježeg peršina
- 1/2 žličice sušenog bosiljka
- 1/2 žličice soli
- 1/4 žličice mljevenog crnog papra

Upute

a) Zagrijte pećnicu na 350 stupnjeva F. Stavite kokosovo ulje u tavu. Zagrijte ga na srednje jakoj vatri. Dodajte gljive, luk, tikvice i crvenu papriku (ili špinat) dok povrće ne omekša, oko 5 minuta. Ocijedite povrće i rasporedite ga po posudi za pečenje.

b) U zdjeli umutite jaja s mlijekom, brašnom, peršinom, bosiljkom, soli i paprom. Ulijte smjesu jaja u posudu za pečenje.

c) Pecite u zagrijanoj pećnici dok se sredina ne stegne (cca 35 do 40 minuta).

14. fritaja

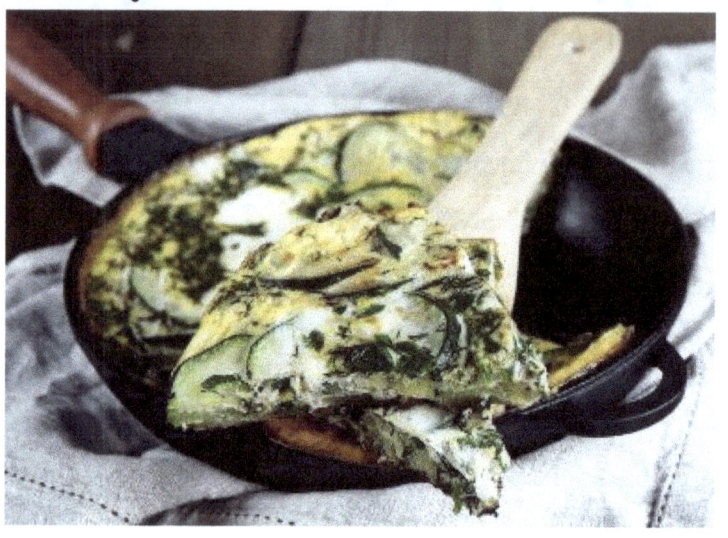

6 porcija

Sastojci

- 2 žlice maslinovog ulja ili ulje avokada
- 1 tikvica, narezana na ploške
- 1 šalica narezanog svježeg špinata
- 2 žlice narezanog mladog luka
- 1 žličica protisnutog češnjaka, sol i papar po ukusu
- 1/3 šalice kokosovog mlijeka
- 6 jaja

Upute

a) Zagrijte maslinovo ulje u tavi na srednje jakoj vatri. Dodajte tikvice i kuhajte dok ne omekšaju. Pomiješajte špinat, zeleni luk i češnjak. Posolite i popaprite. Nastavite kuhati dok špinat ne uvene.

b) U posebnoj zdjeli umutite jaja i kokosovo mlijeko. Izlijte u tavu preko povrća. Smanjite vatru na nisku, poklopite i kuhajte dok jaja ne budu čvrsta (5 do 7 minuta).

15. Naan / Palačinke / Palačinke

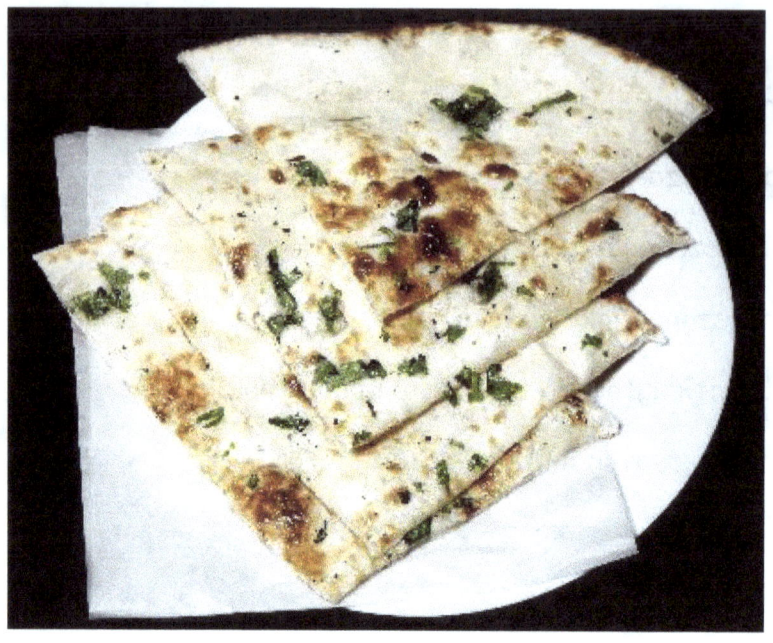

Sastojci

- 1/2 šalice bademovog brašna
- 1/2 šalice tapioka brašna
- 1 šalica kokosovog mlijeka
- S sol
- kokosovo ulje

Upute
a) Pomiješajte sve sastojke .

b) Zagrijte tavu na srednjoj vatri i ulijte tijesto do željene gustoće. Kada tijesto izgleda čvrsto, preokrenite ga da se peče s druge strane.

c) Ako želite da ovo bude desertna palačinka ili palačinka, izostavite sol. Po želji u tijesto možete dodati mljeveni češnjak ili đumbir ili neke začine.

16. Palačinke od tikvica

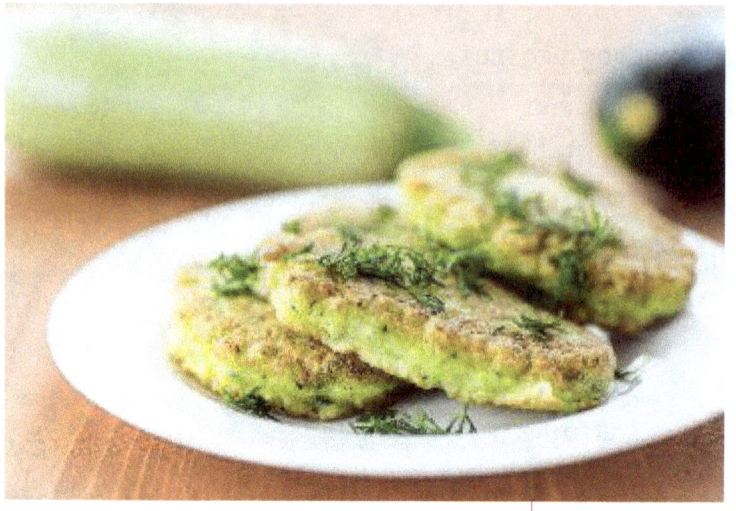

Služi 3
Sastojci

- 2 srednje tikvice
- 2 žlice nasjeckanog luka
- 3 razmućena jaja
- 6 do 8 žlica bademovog brašna
- 1 žličica soli
- 1/2 žličice mljevenog crnog papra
- kokosovo ulje

Upute

a) Zagrijte pećnicu na 300 stupnjeva F.

b) Naribajte tikvice u zdjelu i umiješajte luk i jaja. Umiješajte 6 žlica brašna, sol i papar.

c) Zagrijte veliku tavu na srednje jakoj vatri i dodajte kokosovo ulje u tavu. Kad je ulje vruće, smanjite vatru na srednje nisku i dodajte tijesto u tavu. Pecite palačinke oko 2 minute sa svake strane, dok ne porumene. Stavite palačinke u pećnicu.

17. kore za pitu

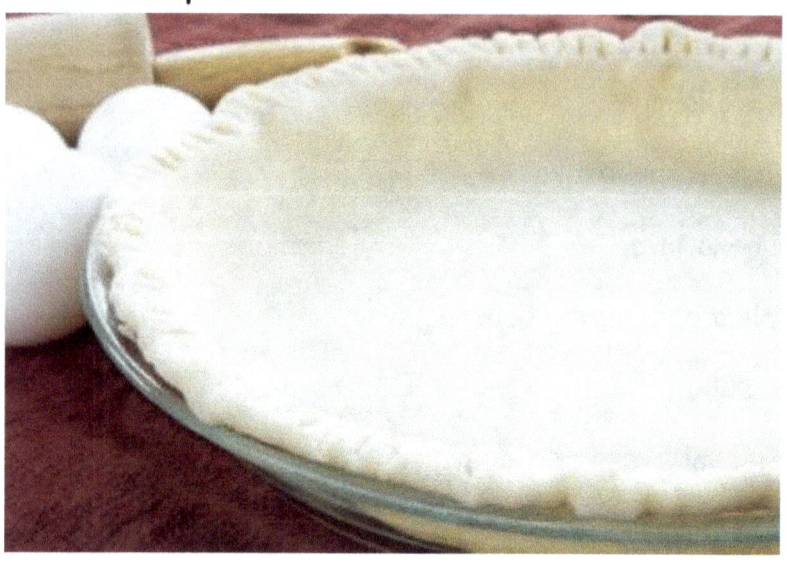

Sastojci

- 11/4 šalice blanširanog bademovog brašna
- 1/3 šalice tapioka brašna
- 3/4 žličice sitno mljevene morske soli
- 3/4 žličice paprike
- 1/2 žličice mljevenog kima
- 1/8 žličice mljevenog bijelog papra
- 1/4 šalice kokosovog ulja
- 1 veliko jaje

Upute

a) U zdjelu multipraktika stavite bademovo brašno, tapioka brašno, morsku sol, vaniliju, jaje i kokosov šećer (ako koristite kokosov šećer). Procediti 2-3 puta da se sjedini. Dodajte ulje i sirovi med (ako koristite sirovi med) i miješajte s nekoliko pulseva od jedne sekunde, a zatim pustite multipraktik da radi dok se smjesa ne sjedini. Premjestite tijesto na plastičnu foliju. Zamotajte i zatim utisnite tijesto u disk od 9 inča. Stavite u hladnjak na 30 minuta.

b) Uklonite plastičnu foliju. Pritisnite tijesto na dno i gore na strane posude za pite od 9 inča namazane maslacem. Rubove kore malo savijte. Ohladite u hladnjaku 20 minuta. Stavite rešetku za pećnicu u srednji položaj i zagrijte pećnicu na 375F. Stavite u pećnicu i pecite dok ne porumene.

18. Quiche

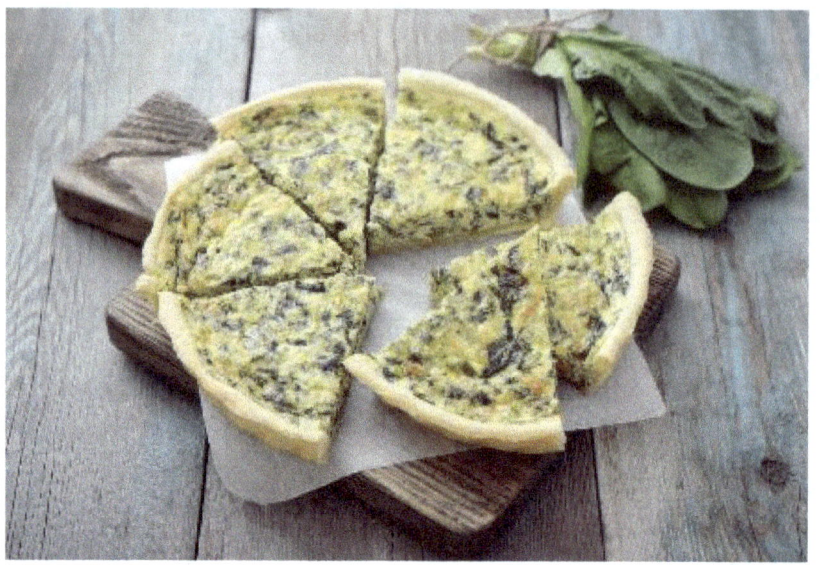

ZA 2-3 OSOBE

Sastojci

- 1 prethodno kuhana i ohlađena slana kora za pitu
- 8 unci organskog špinata, kuhanog i ocijeđenog
- 6 unci svinjetine narezane na kocke
- 2 srednje ljutike, tanko narezane i pirjane
- 4 velika jaja
- 1 šalica kokosovog mlijeka
- 3/4 žličice soli
- 1/4 žličice svježe mljevenog crnog papra

Upute

a) Zapržite svinjetinu na kokosovom ulju pa dodajte špinat i ljutiku. Ostavite sa strane kada je gotovo.

b) Zagrijte pećnicu na 350F. U velikoj zdjeli pomiješajte jaja, mlijeko, sol i papar. Umutiti dok se ne zapjeni. Dodajte oko 3/4 ocijeđene smjese za punjenje, a drugu 1/4 ostavite za "površinu" quichea. Ulijte smjesu od jaja u koru i stavite preostali nadjev na vrh quichea.

c) Stavite quiche u pećnicu na sredinu srednje rešetke i pecite bez ometanja 45 do 50 minuta.

19. Kuglice od svježeg sira i sezama

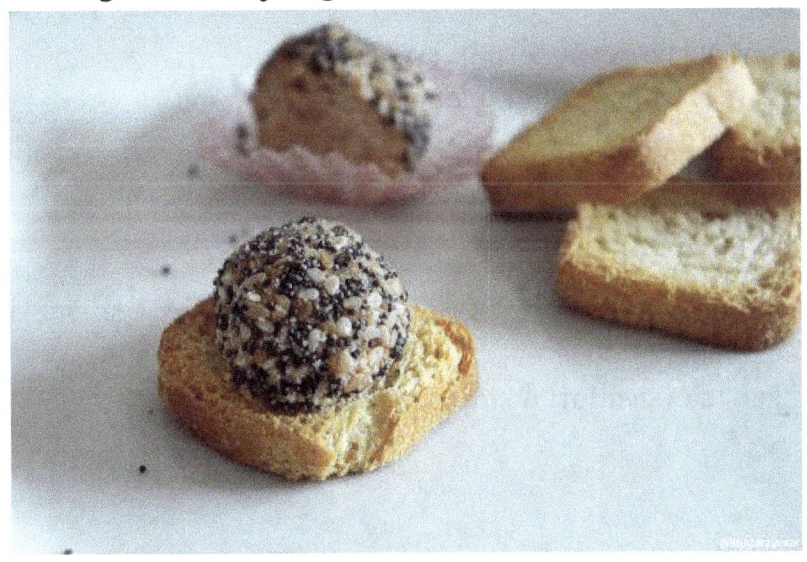

Sastojci

- 16 unci poljoprivrednog sira ili svježeg sira
- 1 šalica sitno nasjeckanih badema
- 1 i 1/2 šalice zobenih pahuljica

Upute

a) U velikoj zdjeli pomiješajte izmiksani svježi sir, bademe i zobene pahuljice.
b) Praviti kuglice i uvaljati u smjesu od susama.

PREDJELA

20. Humus

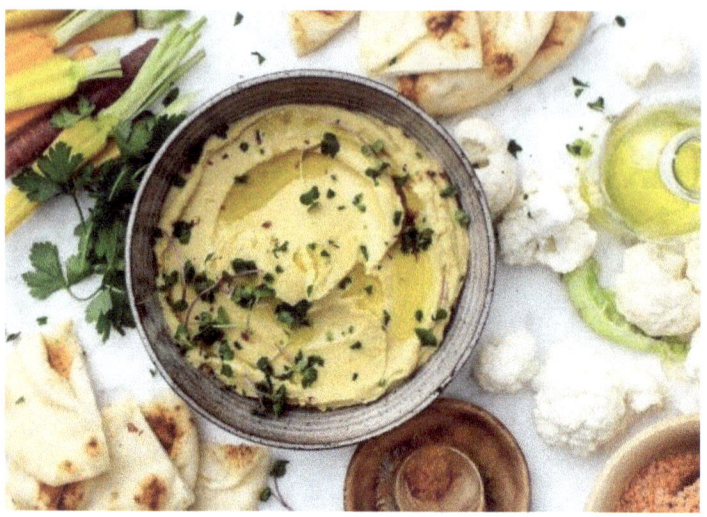

Sastojci

- 2 šalice kuhanog slanutka (garbanzo grah)
- 1/4 šalice (59 ml) svježeg soka od limuna
- 1/4 šalice (59 ml) tahinija
- Polovica većeg režnja češnjaka, nasjeckanog
- 2 žlice maslinovog ulja ili kuminovo ulje , plus još za posluživanje
- 1/2 do 1 žličice soli
- 1/2 žličice mljevenog kima
- 2 do 3 žlice vode
- Malo mljevene paprike za posluživanje

Upute

a) Pomiješajte tahini i limunov sok i miksajte 1 minutu. Dodajte maslinovo ulje, mljeveni češnjak, kumin i sol u mješavinu tahinija i limuna. Obrađujte 30 sekundi, ostružite strane i zatim obrađujete još 30 sekundi.

b) Dodajte polovicu slanutka u multipraktik i kuhajte 1 minutu. Ostružite stranice, dodajte preostali slanutak i kuhajte 1 do 2 minute.

c) Prebacite humus u zdjelu, a zatim ga pokapajte s otprilike 1 žlicom maslinovog ulja po vrhu i pospite paprikom.

21. Guacamole

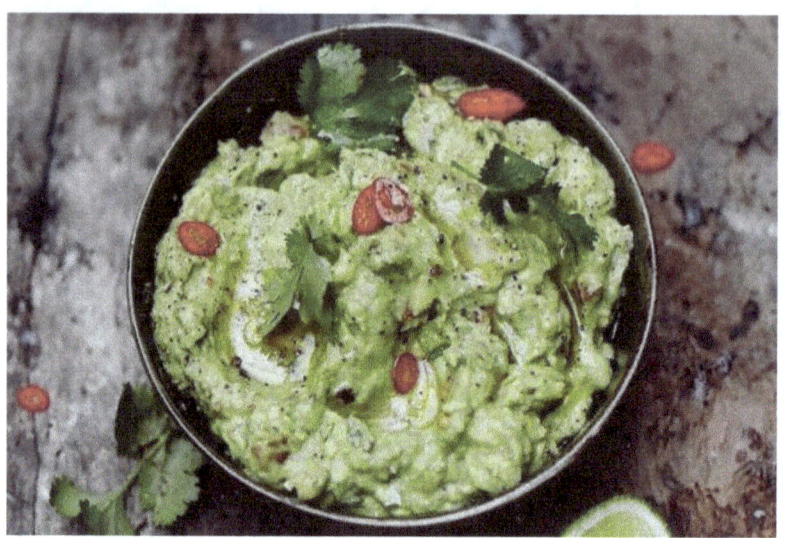

Sastojci

- 4 zrela avokada
- 3 žlice svježe iscijeđenog soka od limuna (1 limun)
- 8 crtica umaka od ljutih papričica
- 1/2 šalice luka narezanog na kockice
- 1 veliki režanj češnjaka, samljeven
- 1 žličica soli
- 1 žličica mljevenog crnog papra
- 1 srednja rajčica, bez sjemenki i narezana na male kockice

Upute

a) Avokado prerežite na pola, izvadite koštice i izdubite meso.

b) Odmah dodajte limunov sok, umak od ljutih papričica, češnjak, luk, sol i papar i dobro promiješajte. Avokado narežite na kockice. Dodajte rajčice.

c) Dobro izmiješajte i okusite sol i papar.

22. Baba Ghanoush

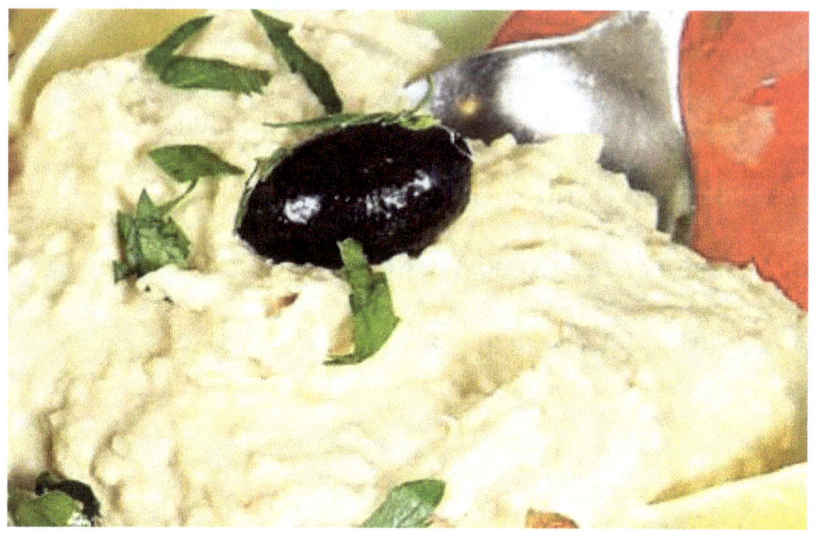

Sastojci

- 1 veći patlidžan
- 1/4 šalice tahinija, plus još po potrebi
- 3 češnja češnjaka, mljevena
- 1/4 šalice svježeg soka od limuna, plus još po potrebi
- 1 prstohvat mljevenog kima
- sol, po ukusu
- 1 žlica ekstra djevičanskog maslinovog ulja ili ulje avokada
- 1 žlica nasjeckanog plosnatog peršina
- 1/4 šalice crnih maslina sušenih u salamuri, poput Kalamata

Upute

a) Patlidžan pecite na grilu 10 do 15 minuta. Zagrijte pećnicu (375 F).

b) Stavite patlidžan u lim za pečenje i pecite 15-20 minuta ili dok ne omekša. Izvadite iz pećnice, ostavite da se ohladi, ogulite i bacite kožu. Stavite meso patlidžana u zdjelu. Pomoću vilice zgnječite patlidžan u pastu.

c) Dodajte 1/4 šalice tahinija, češnjak, kumin, 1/4 šalice limunovog soka i dobro promiješajte. Posolite po ukusu. Premjestite smjesu u zdjelu za posluživanje i rasporedite stražnjom stranom žlice kako biste napravili plitku udubinu. Po vrhu pokapajte maslinovim uljem i pospite peršinom.

23. Espinacase la Catalana

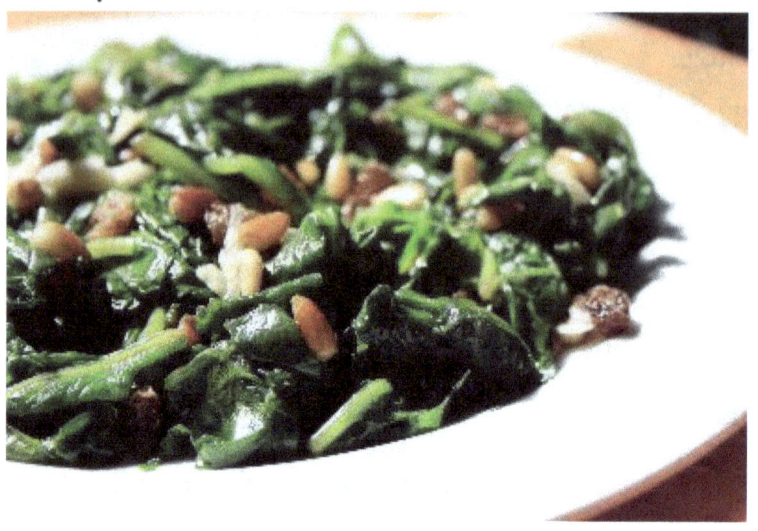

Služi 4

Sastojci

- 2 šalice špinata
- 2 češnja češnjaka
- 3 žlice indijskih oraščića
- 3 žlice sušenog ribiza
- maslinovo ulje ili ulje avokada

Upute

a) Špinat operite i odrežite peteljke. Špinat kuhajte na pari nekoliko minuta.

b) Ogulite i narežite češnjak. Prelijte s nekoliko žlica maslinovog ulja i prekrijte dno tave. Zagrijte tavu na srednje jakoj vatri i pirjajte češnjak 1-2 minute.

c) Dodajte indijske oraščiće i ribizle u tavu i nastavite pirjati 1 minutu. Dodati špinat i dobro promiješati premazujući uljem. Posolite po ukusu.

24. tapenada

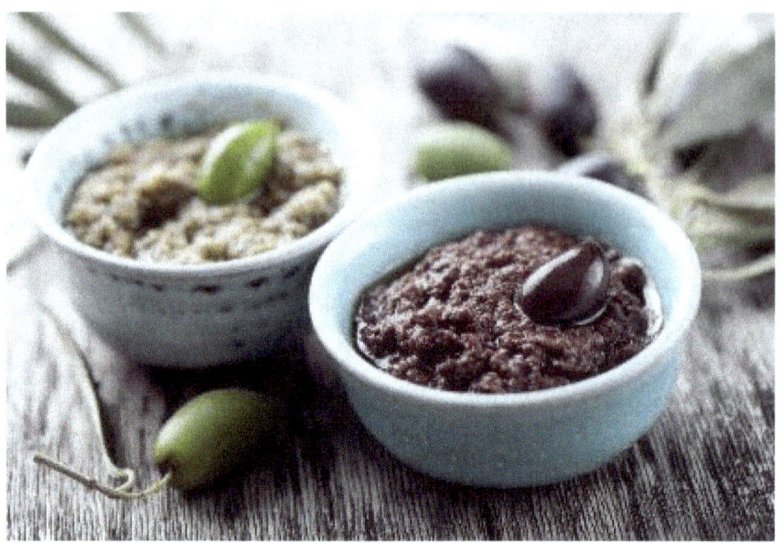

Sastojci

- 1/2 funte otkoštenih miješanih maslina
- 2 fileta inćuna, opranih
- 1 mali češanj češnjaka, samljeven
- 2 žlice kapara
- 2 do 3 lista svježeg bosiljka
- 1 žlica svježe iscijeđenog soka od limuna
- 2 žlice ekstra djevičanskog maslinovog ulja ili ulje kima

Upute

a) Isperite masline u hladnoj vodi.

b) Stavite sve sastojke u zdjelu multipraktika. Postupite kako biste sjedinili, dok ne postane gruba pasta.

c) Prebacite u zdjelu i poslužite

25. Umak od crvene paprike

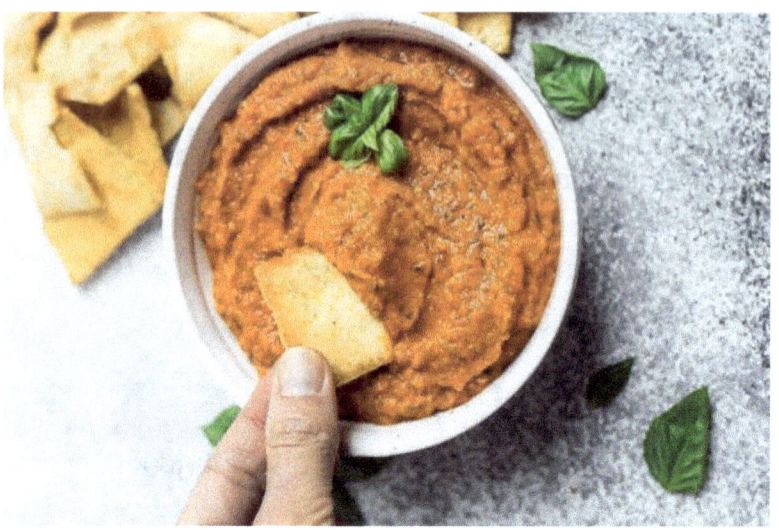

Sastojci

- 1 funta crvene paprike
- 1 šalica domaćeg sira
- 1/4 šalice djevičanskog maslinovog ulja ili ulje avokada
- 1 žlica mljevenog češnjaka
- Limunov sok, sol, bosiljak, origano, listići crvene paprike po ukusu.

Upute

a) Pecite paprike. Pokrijte ih i ohladite oko 15 minuta. Paprike ogulite i očistite od sjemenki i peteljki.
b) Nasjeckajte paprike.
Prebacite paprike i češnjak u procesor hrane i obradite dok ne postanu glatki.
c) Dodajte poljoprivredni sir i češnjak i obradite dok ne postane glatko.
d) Dok stroj radi dodajte maslinovo ulje i limunov sok. Dodajte bosiljak, origano, pahuljice crvene paprike i 1/4 žličice soli i promiješajte dok ne postane glatko.
e) Prilagodite začine, po ukusu. Izlijte u zdjelu i ohladite.

26. Patlidžan i jogurt

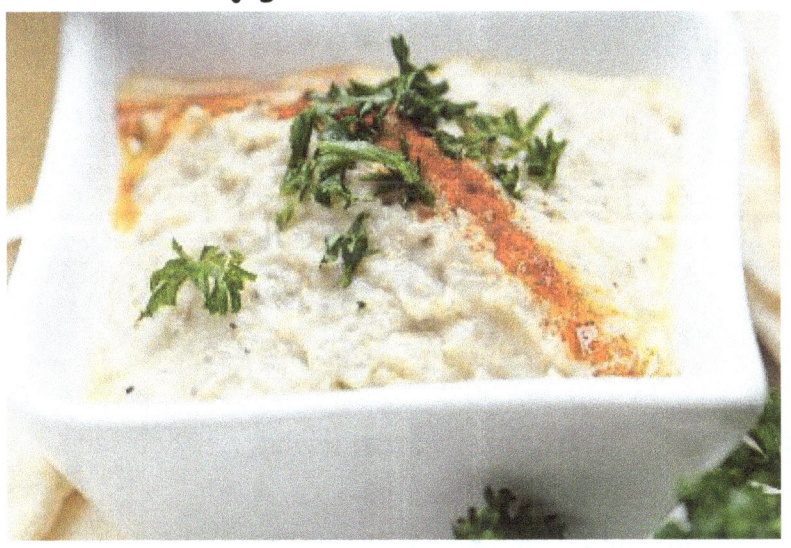

Sastojci

- 1 funta nasjeckanog patlidžana
- 3 neoguljene ljutike
- 3 neoguljena češnja češnjaka

Upute

a) Pomiješajte 1 funtu nasjeckanog patlidžana, 3 neoguljene ljutike i 3 neoguljena češnja češnjaka s 1/4 šalice maslinovog ulja, soli i papra na limu za pečenje.

b) Pecite na 400 stupnjeva pola sata. Ohladite i ocijedite ljutiku i češnjak od ljuske i nasjeckajte. Pomiješajte s patlidžanom, bademima, 1/2 šalice običnog jogurta, koprom te soli i paprom.

27. Caponata

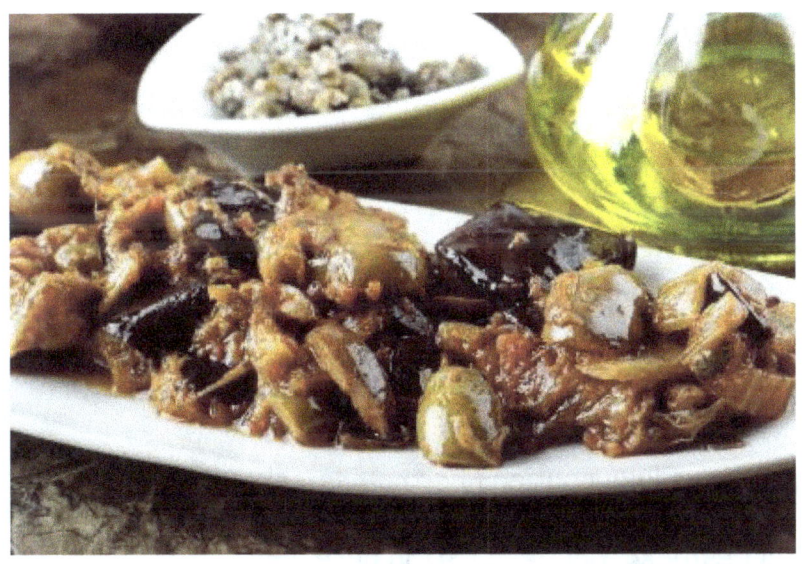

ZA 3-4 PORCIJE

Sastojci

- kokosovo ulje
- 2 velika patlidžana, izrezana na velike komade
- 1 žličica sušenog origana
- Morska sol
- Svježe mljeveni crni papar
- 1 manja glavica luka oguljena i sitno nasjeckana
- 2 češnja češnjaka, oguljena i sitno narezana
- 1 manja vezica svježeg plosnatog peršina, ubranih listova i sitno nasjeckanih peteljki
- 2 žlice slanih kapara, ispranih, namočenih i ocijeđenih
- 1 šaka zelenih maslina, očišćenih od koštica
- 2-3 žlice soka od limuna
- 5 velikih zrelih rajčica, grubo nasjeckanih
- kokosovo ulje
- 2 žlice nasjeckanih badema, lagano tostiranih, po želji

Upute

a) U tavi zagrijte kokosovo ulje i dodajte patlidžan, origano i sol. Kuhajte na jakoj vatri oko 4-5 minuta. Dodajte luk, češnjak i stabljike peršina te nastavite kuhati još nekoliko minuta. Dodajte ocijeđene kapare i masline te limunov sok. Kad sav sok ispari dodajte rajčicu i pirjajte dok ne omekša.

b) Prije posluživanja začinite solju i maslinovim uljem po ukusu. Pospite bademima.

SMOTHIJI

28. Smoothie od kelja i kivija

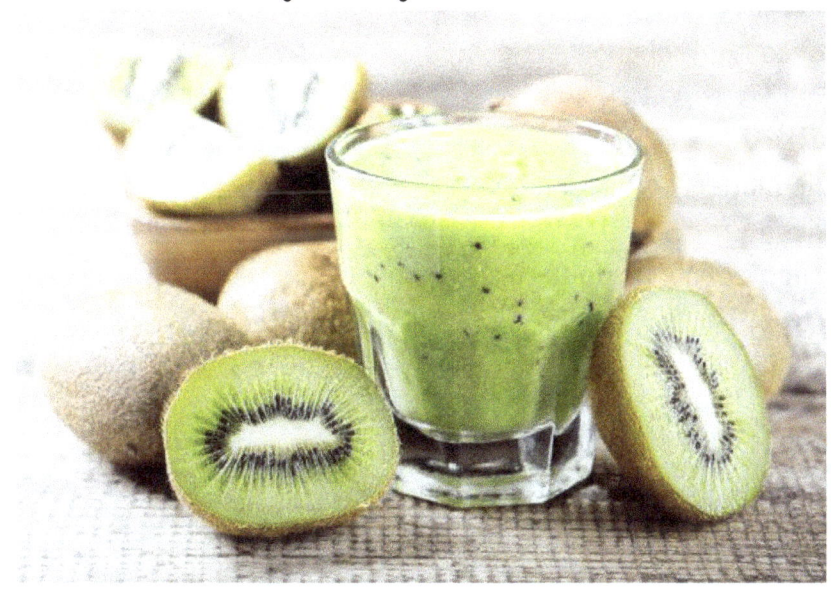

Sastojci

- 1 šalica nasjeckanog kelja
- 2 jabuke
- 3 kivija
- 1 žlica lanenih sjemenki
- 1 žlica matične mliječi
- 1 šalica zdrobljenog leda

Upute

a) Sjediniti u blenderu
b) Poslužiti

29. Smoothie od tikvica i jabuka

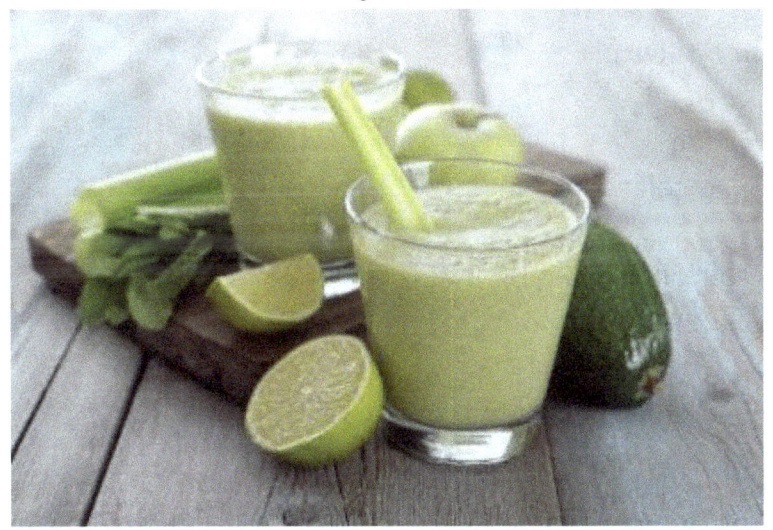

Sastojci

- 1/2 šalice tikvica
- 2 jabuke
- 3/4 avokada
- 1 stabljika celera
- 1 limun
- 1 žlica spiruline
- 1 1/2 šalice smrvljenog leda

Upute

a) Sjediniti u blenderu

b) Poslužiti

30. Smoothie od maslačka

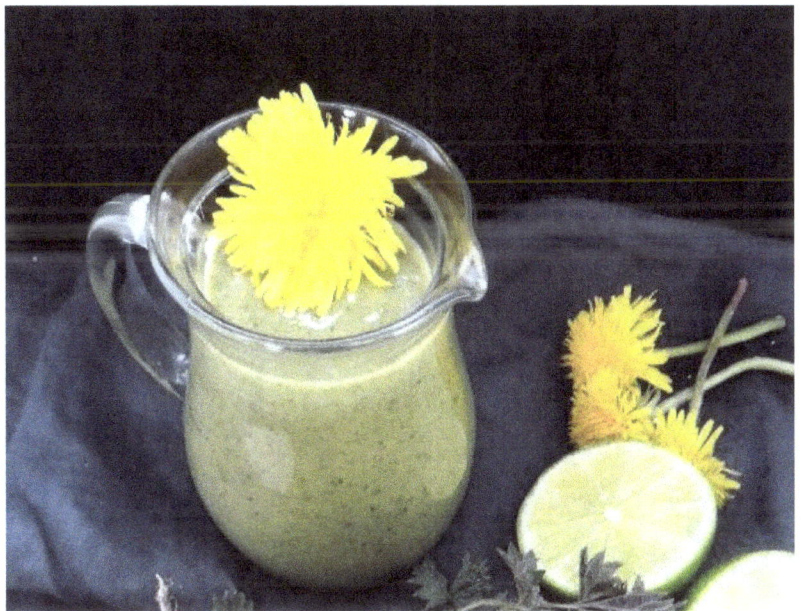

Sastojci

- 1 šalica zelenila maslačka
- 1 šalica špinata
- ½ šalice tahinija
- 1 crvena rotkvica
- 1 žlica chia sjemenki
- 1 šalica čaja od lavande

Upute

a) Sjediniti u blenderu
b) Poslužiti

31. Smoothie od medovače od komorača

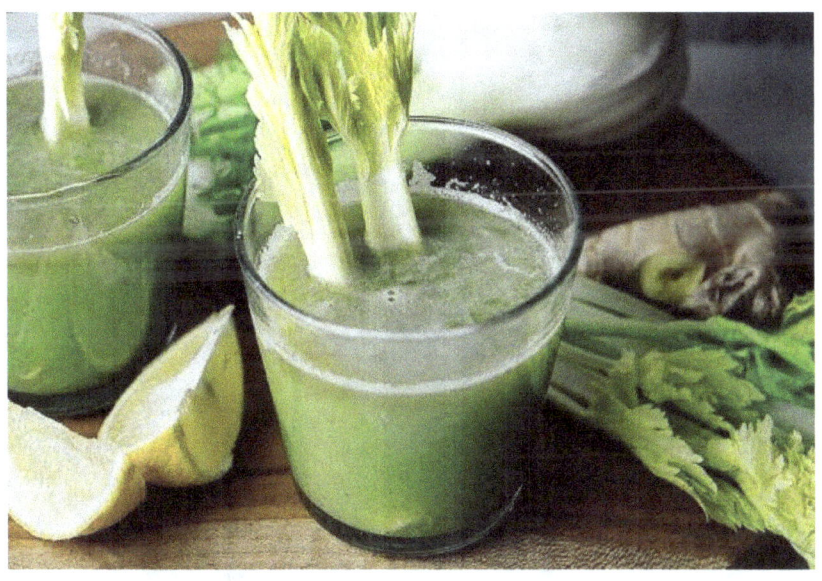

Sastojci

- ½ šalice komorača
- 1 šalica brokule
- 1 žlica cilantra
- 1 šalica Medljike
- 1 šalica zdrobljenog leda
- 1 žlica Chlorella

Upute

a) Sjediniti u blenderu
b) Poslužiti

32. Smoothie od brokule i jabuke

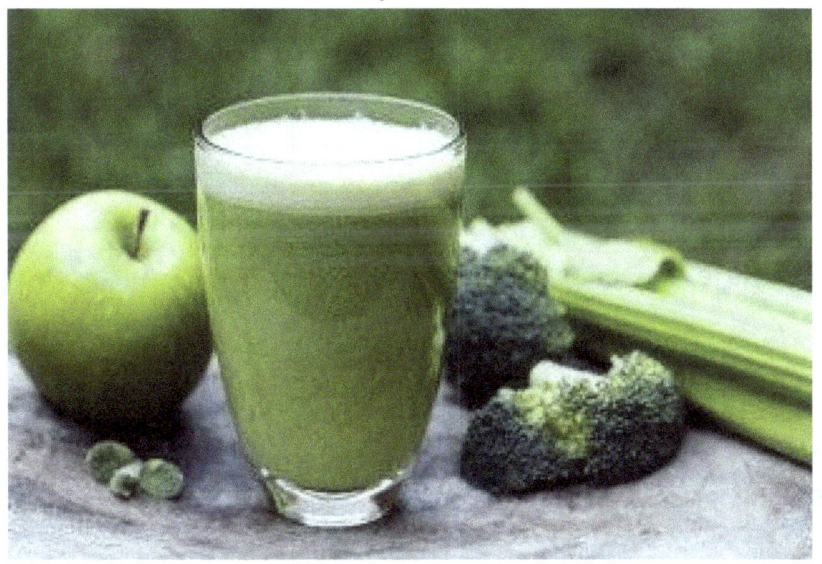

Sastojci

- 1 jabuka
- 1 šalica brokule
- 1 žlica cilantra
- 1 stabljika celera
- 1 šalica zdrobljenog leda
- 1 žlica mljevene morske trave

Upute

a) Sjediniti u blenderu
b) Poslužiti

33. Smoothie od salate

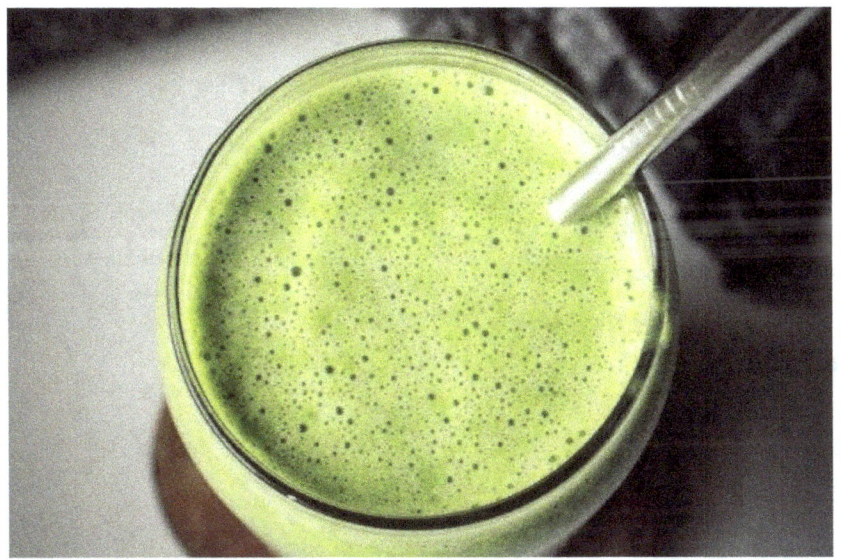

Sastojci

- 1 šalica špinata
- ½ krastavca
- 1/2 male glavice luka
- 2 žlice peršina
- 2 žlice soka od limuna
- 1 šalica zdrobljenog leda
- 1 žlica maslinovog ulja ili ulje kima
- ¼ šalice pšenične trave

Upute

a) Sjediniti u blenderu
b) Poslužiti

34. Smoothie od avokada i kelja

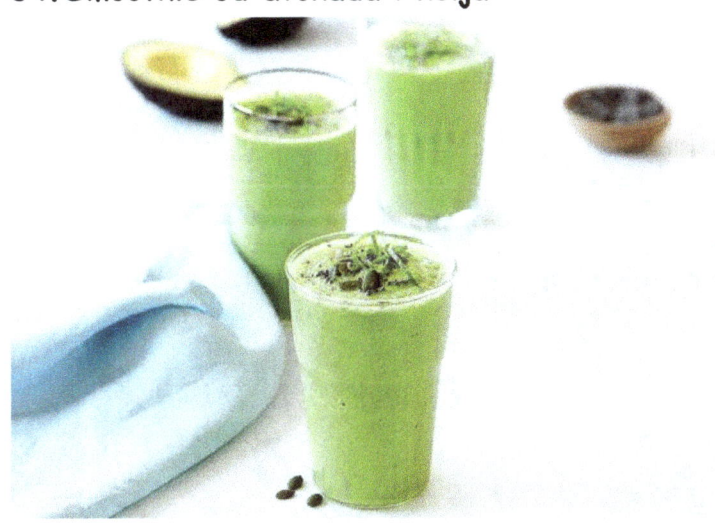

Sastojci

- 1 šalica kelja
- ½ avokada
- 1 šalica krastavca
- 1 stabljika celera
- 1 žlica chia sjemenki
- 1 šalica čaja od kamilice
- 1 žlica spiruline

Upute

a) Sjediniti u blenderu
b) Poslužiti

35. Smoothie od potočarke

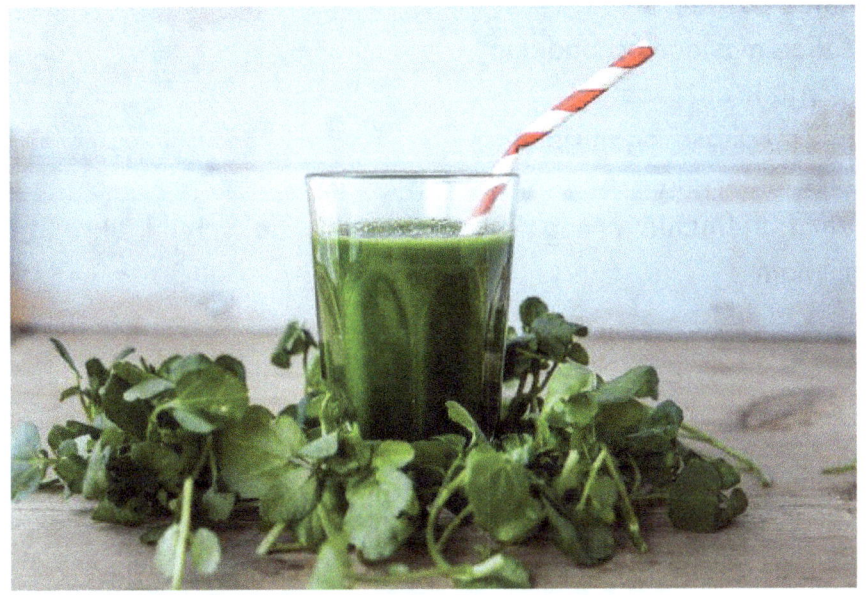

Sastojci

- 1 šalica potočarke
- ½ šalice maslaca od badema
- 2 manja krastavca
- 1 šalica kokosovog mlijeka
- 1 žlica Chlorella
- 1 žlica sjemenki crnog kima – pospite po vrhu i ukrasite peršinom

Upute

a) Sjediniti u blenderu
b) Poslužiti

36. Smoothie od zelja od cikle

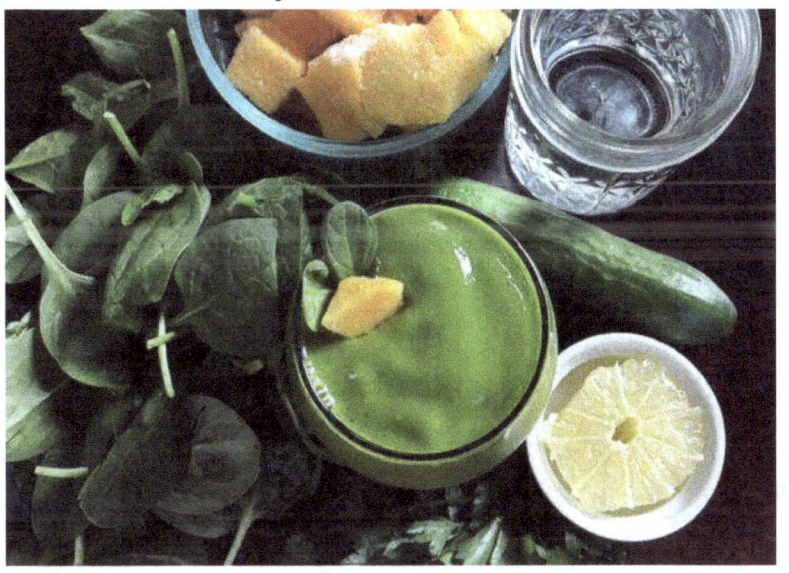

Sastojci

- 1 šalica zelja od cikle
- 2 žlice maslaca od sjemenki bundeve
- 1 šalica jagoda
- 1 žlica sjemenki sezama
- 1 žlica sjemenki konoplje
- 1 šalica čaja od kamilice

Upute

a) Sjediniti u blenderu
b) Poslužiti

37. Brokula Poriluk Smoothie od krastavaca

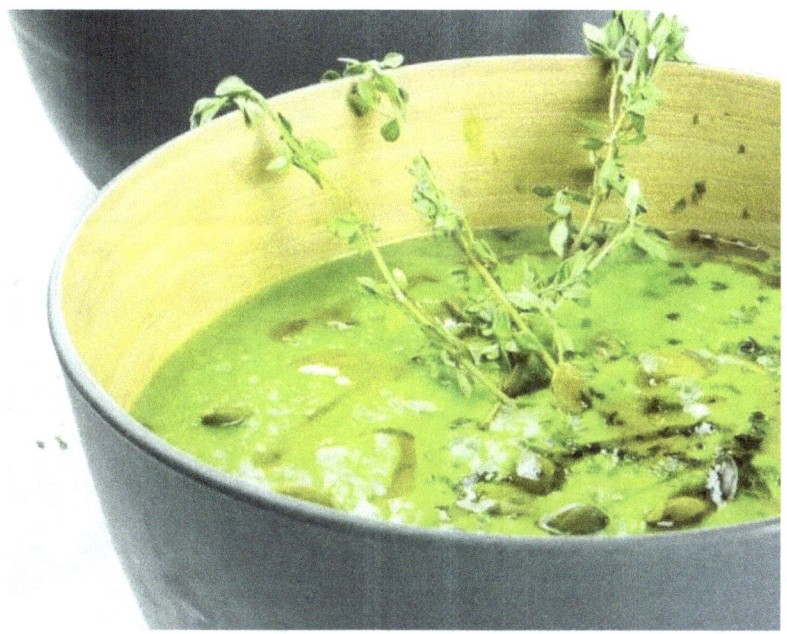

Sastojci

- 1 šalica brokule
- 2 žlice maslaca od indijskih oraščića
- 2 poriluka
- 2 krastavca
- 1 limeta
- ½ šalice zelene salate
- ½ šalice zelene salate
- 1 žlica Matcha
- 1 šalica zdrobljenog leda

Upute

a) Sjediniti u blenderu
b) Poslužiti

38. Smoothie od kakao špinata

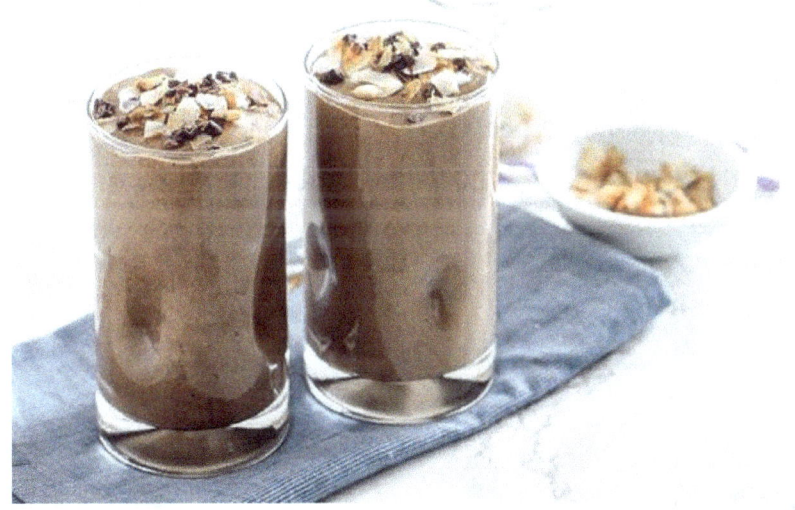

Sastojci

- 2 šalice špinata
- 1 šalica smrznutih borovnica
- 1 žlica tamnog kakaa u prahu
- ½ šalice nezaslađenog bademovog mlijeka
- 1/2 šalice smrvljenog leda
- 1 žličica sirovog meda
- 1 žlica Matcha praha

Upute

a) Sjediniti u blenderu
b) Poslužiti

39. Smoothie od lana i badema

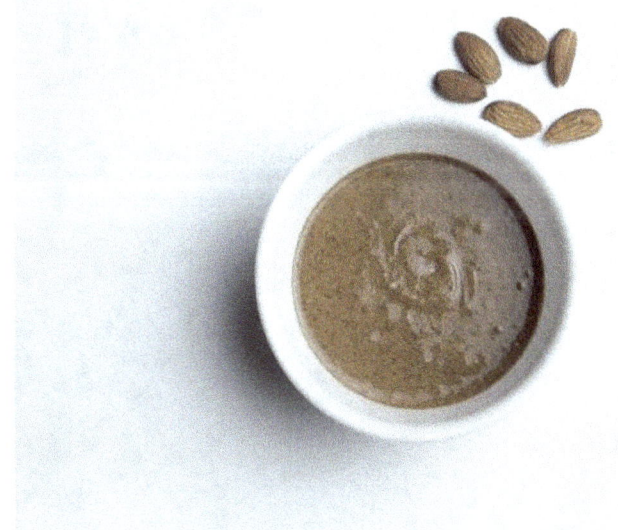

Sastojci

- ½ šalice običnog jogurta
- 2 žlice maslaca od badema
- 2 šalice špinata
- 1 banana, smrznuta
- 3 jagode
- 1/2 šalice smrvljenog leda
- 1 žličica lanenih sjemenki

Upute

a) Sjediniti u blenderu
b) Poslužiti

40. Smoothie od jabuke i kelja

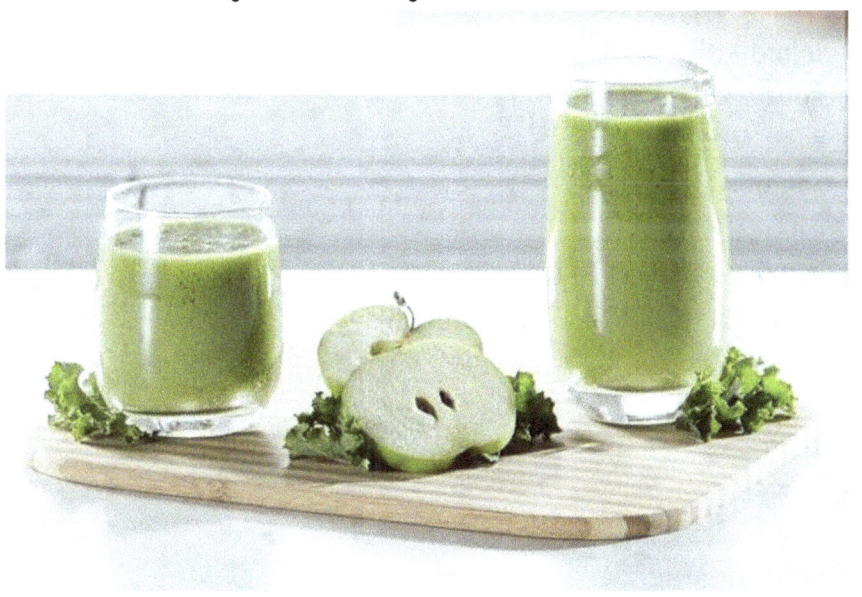

Sastojci

- 1 šalica kelja
- ½ šalice kokosovog mlijeka
- 1 žlica Maca
- 1 banana, smrznuta
- ¼ žličice cimeta
- 1 jabuka
- Prstohvat muškatnog oraščića
- 1 klinčić
- 3 kocke leda

Upute

a) Sjediniti u blenderu
b) Poslužiti

41. Iceberg Smoothie od breskve

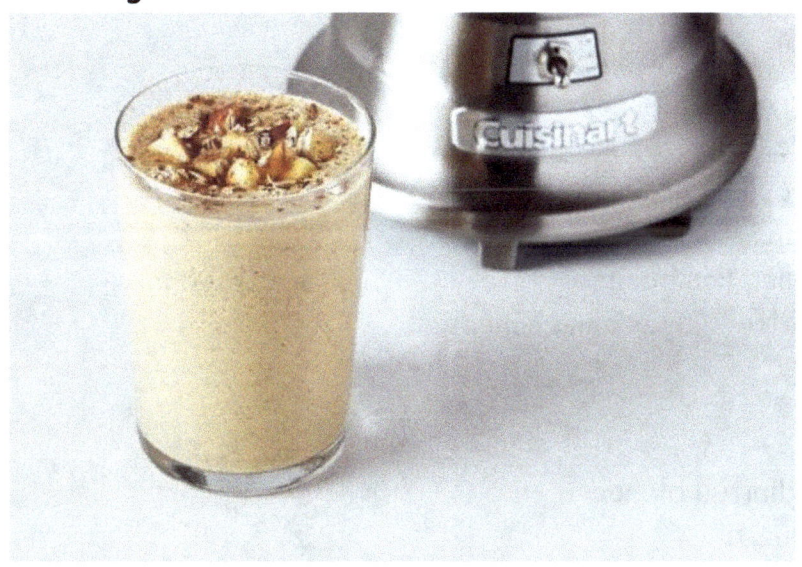

Sastojci

- 1 šalica zelene salate Iceberg
- 1 banana
- 1 breskva
- 1 brazilski orah
- 1 mango
- 1 šalica kombuche
- Prelijte sjemenkama konoplje

Upute

a) Sjediniti u blenderu
b) Poslužiti

42. Rainbow Smoothie

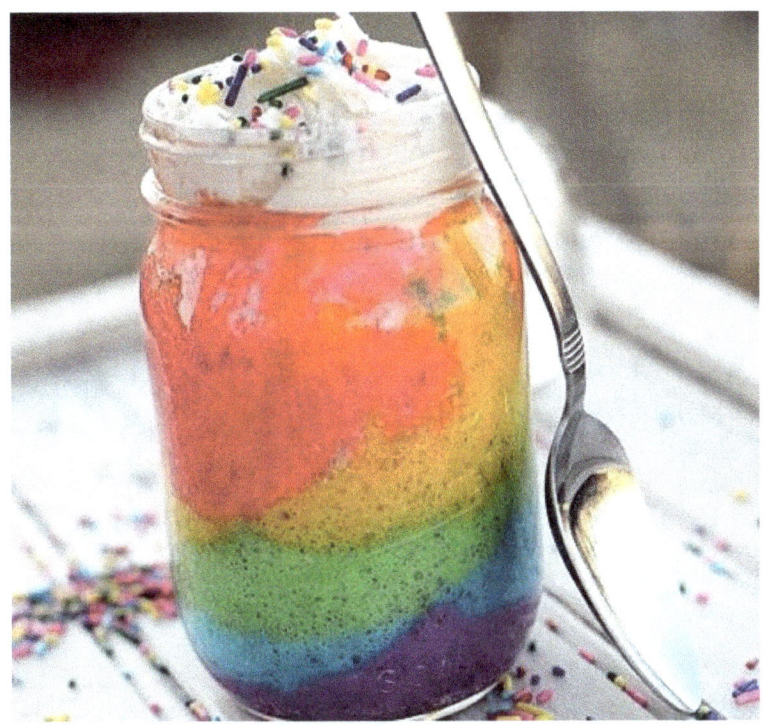

Upute

a) Pomiješajte 1 veliku ciklu s malo zdrobljenog leda
b) Pomiješajte 3 mrkve s malo smrvljenog leda
c) Pomiješajte 1 krastavac, 1 šalicu zelene salate i $\frac{1}{2}$ šalice pšenične trave
d) Poslužite ih odvojeno kako biste sačuvali prepoznatljivu boju
e) Poslužiti

DESERI

43. Kolači od rakova

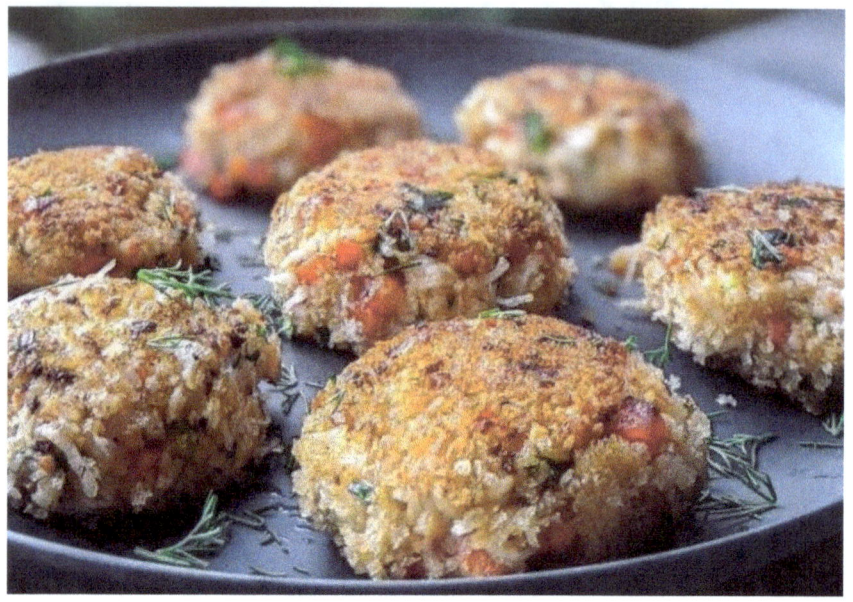

Poslužuje 6-8

Sastojci
- 3 lbs. Rakovo meso
- 3 razmućena jaja
- 3 šalice obroka sjemenki lana
- 3 žlice senfa
- 2 žlice ribanog hrena
- 1/2 šalice kokosovog ulja
- 1 čajna žličica. kora od limuna
- 3 žlice soka od limuna
- 2 žlice peršina
- 1/2 žličice kajenskog papra
- 2 žličice ribljeg umaka

Upute
a) U srednjoj zdjeli pomiješajte sve sastojke osim ulja.
b) Oblikujte manje hamburgere. U tavi zagrijte ulje i pecite pljeskavice 3-4 minute sa svake strane ili dok ne porumene.
c) Po želji ih ispecite u pećnici.
d) Poslužite kao predjelo ili kao glavno jelo uz veliku salatu od vlakana.

44. Slatka kora za pitu

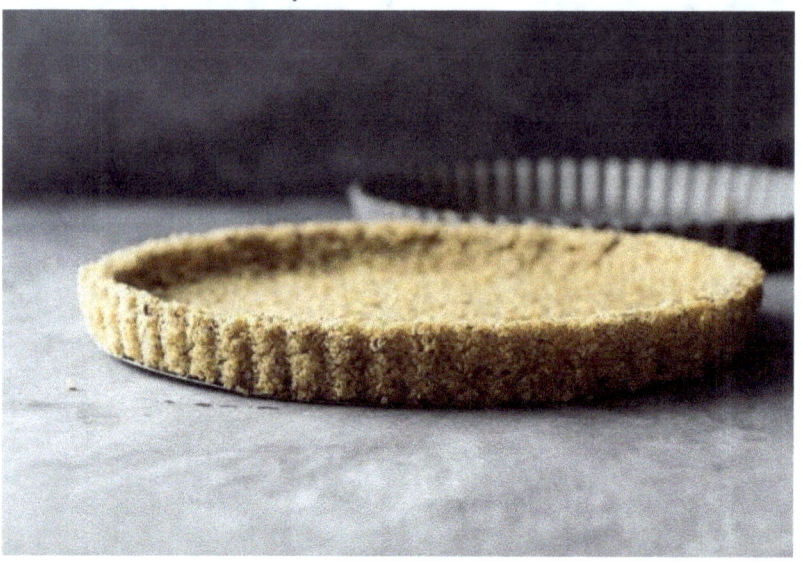

Sastojci

- 1 1/3 šalice blanširanog bademovog brašna
- 1/3 šalice tapioka brašna
- 1/2 žličice morske soli
- 1 veliko jaje
- 1/4 šalice kokosovog ulja
- 2 žlice kokosovog šećera ili sirovog meda
- 1 žličica mljevene mahune vanilije

Upute

a) U zdjelu multipraktika stavite bademovo brašno, tapioka brašno, morsku sol, vaniliju, jaje i kokosov šećer (ako koristite kokosov šećer). Procediti 2-3 puta da se sjedini. Dodajte ulje i sirovi med (ako koristite sirovi med) i miješajte s nekoliko pulseva od jedne sekunde, a zatim pustite multipraktik da radi dok se smjesa ne sjedini. Izlijte tijesto na lim plastične folije. Zamotajte i zatim utisnite tijesto u disk od 9 inča. Stavite u hladnjak na 30 minuta.

b) Uklonite plastičnu foliju. Pritisnite tijesto na dno i gore na strane posude za pite od 9 inča namazane maslacem. Rubove kore malo savijte. Ohladite u hladnjaku 20 minuta. Stavite rešetku za pećnicu u srednji položaj i zagrijte pećnicu na 375F. Stavite u pećnicu i pecite dok ne porumene.

45. Pita od jabuka

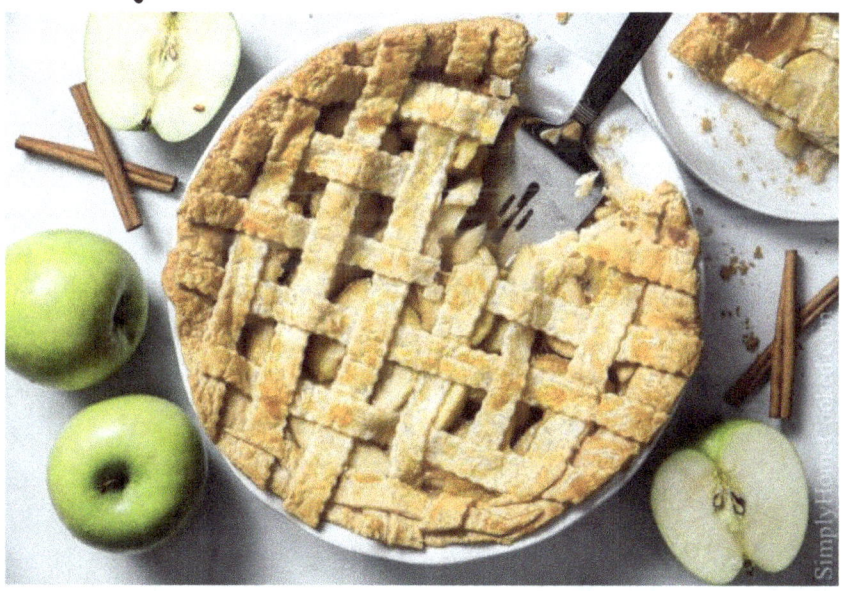

Veličina porcije: Za 8 osoba

Sastojci

- 2 žlice kokosovog ulja
- 9 kiselih jabuka, oguljenih, očišćenih od središta i narezanih na ploške debljine 1/4 inča
- 1/4 šalice kokosovog šećera ili sirovog meda
- 1/2 žličice cimeta
- 1/8 žličice morske soli
- 1/2 šalice kokosovog mlijeka
- 1 šalica mljevenih orašastih plodova i sjemenki

Upute

a) Nadjev: Otopite kokosovo ulje u velikom loncu na srednjoj vatri. Dodajte jabuke, kokosov šećer ili sirovi med, cimet i morsku sol.

b) Pojačajte vatru na srednje jaku i kuhajte uz povremeno miješanje dok jabuke ne otpuste vlagu i dok se šećer ne otopi. Jabuke prelijte kokosovim mlijekom ili vrhnjem i nastavite kuhati dok jabuke ne omekšaju i tekućina se zgusne, oko 5 minuta, povremeno miješajući.

c) Fil sipati u koru pa preliti prelivom. Postavite štitnik za pitu preko rubova kore da ne zagori. Pecite dok preljev ne porumeni. Ohladite i poslužite.

46. Voće umočeno u čokoladu

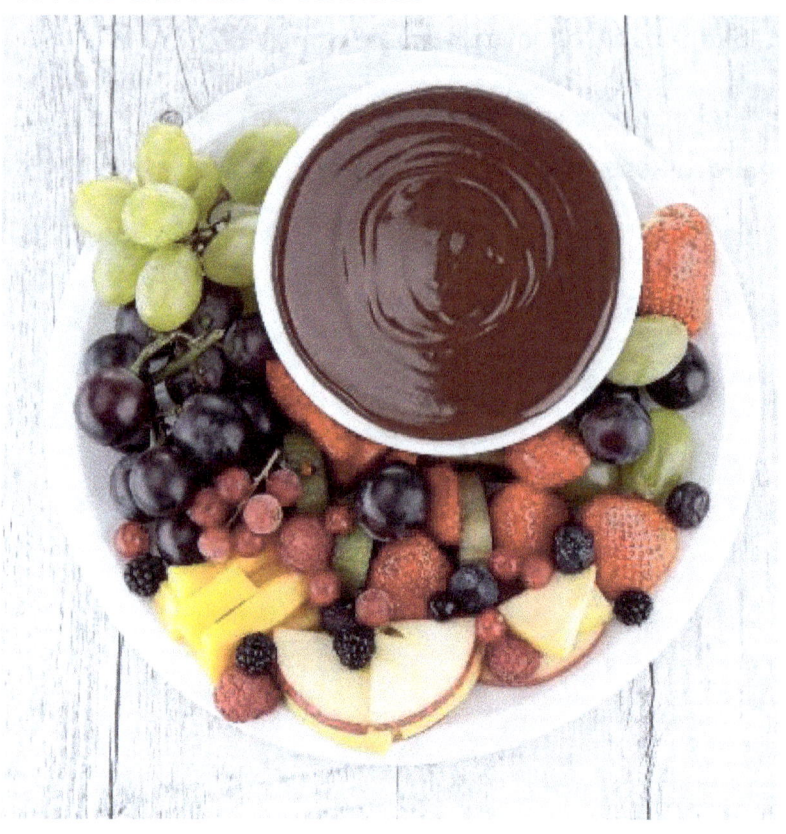

Sastojci

- 2 jabuke ili 2 banane ili zdjelica jagoda ili bilo kojeg voća koje se može umočiti u otopljenu čokoladu

- 1/2 šalice otopljene čokolade \ 2 žlice nasjeckanih orašastih plodova (bademi, orasi, brazilski orasi) ili sjemenki (konoplja, chia, sezam, brašno od lanenih sjemenki)

Upute

a) Narežite jabuku na kriške ili narežite bananu na četvrtine. Otopite čokoladu i nasjeckajte orahe. Voće umočite u čokoladu, pospite orasima ili sjemenkama i poslažite na pladanj.

b) Pleh prebaciti u frižider da se čokolada stegne; poslužiti.

c) Ako ne želite čokoladu, voće prelijte bademovim ili suncokretovim maslacem i pospite chia ili konopljinim sjemenkama te narežite na komadiće i poslužite.

47. Kolačići bez pečenja

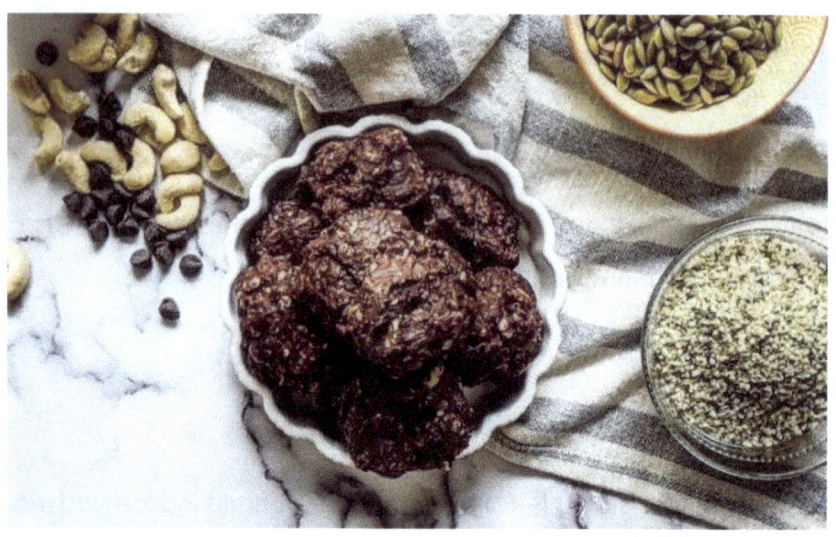

Sastojci

- 1/2 šalice kokosovog mlijeka
- 1/2 šalice kakaa u prahu
- 1/2 šalice kokosovog ulja
- 1/2 šalice sirovog meda
- 2 šalice sitno nasjeckanog kokosa
- 1 šalica velikih pahuljica kokosa
- 2 žličice mljevene mahune vanilije
- 1/2 šalice nasjeckanih badema ili chia sjemenki (po želji)
- 1/2 šalice maslaca od badema (po želji)

Upute

a) Pomiješajte kokosovo mlijeko, kokosovo ulje i kakao prah u loncu. Kuhajte smjesu na srednjoj vatri, miješajući dok ne zavrije, a zatim kuhajte 1 minutu.

b) Maknite smjesu s vatre i umiješajte nasjeckani kokos, velike listiće kokosa, sirovi med i vaniliju. Dodajte dodatne sastojke ako želite.

c) Žlicom stavljajte smjesu na pleh obložen papirom za pečenje da se ohladi.

48. Sirovi kolačići

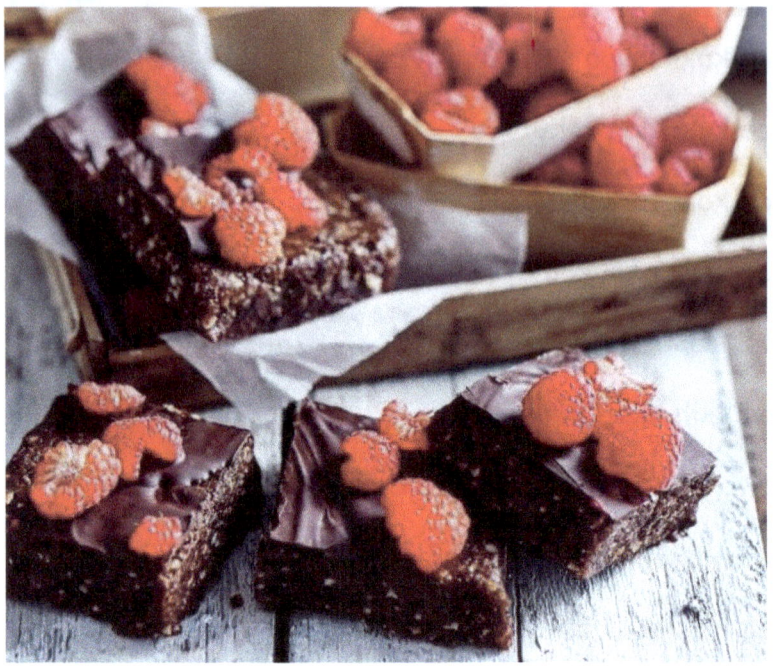

Sastojci

- 1 1/2 šalice oraha
- 1 šalica datulja bez koštica
- 1 1/2 žličice mljevene mahune vanilije
- 1/3 šalice nezaslađenog kakaa u prahu
- 1/3 šalice maslaca od badema

Upute

a) Dodajte orahe i sol u procesor hrane ili blender. Miješati dok se ne usitni.

b) Dodajte vaniliju, datulje i kakao prah u blender. Dobro promiješajte i po želji dodajte nekoliko kapi vode kako bi se smjesa zalijepila.

c) Prebacite smjesu u pleh i prelijte maslacem od badema.

49. Sladoled

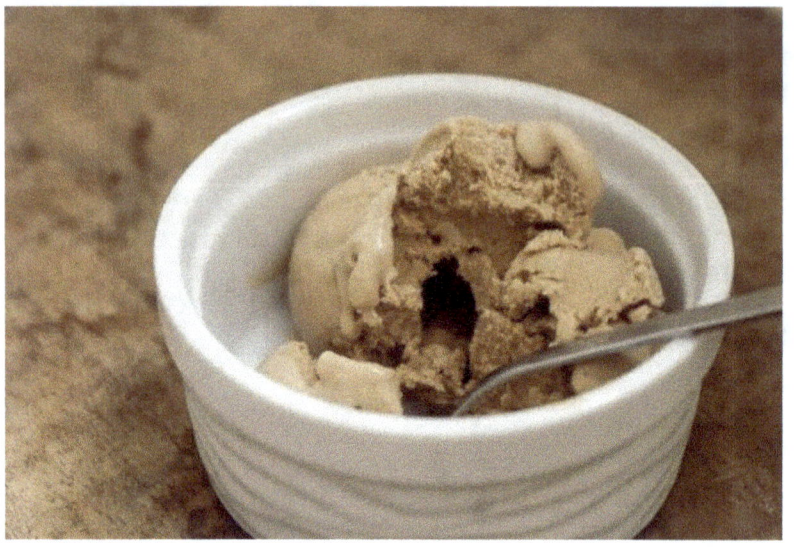

Upute

a) Zamrznite bananu narezanu na komadiće i smrznutu je obradite u blenderu te dodajte pola žličice cimeta ili 1 žličicu kakaa ili oboje i pojedite kao sladoled.

b) Druga opcija bi bila dodati jednu žlicu maslaca od badema i pomiješati sa zgnječenom bananom, također je ukusan sladoled.

50. Kolačići sa začinima od jabuke

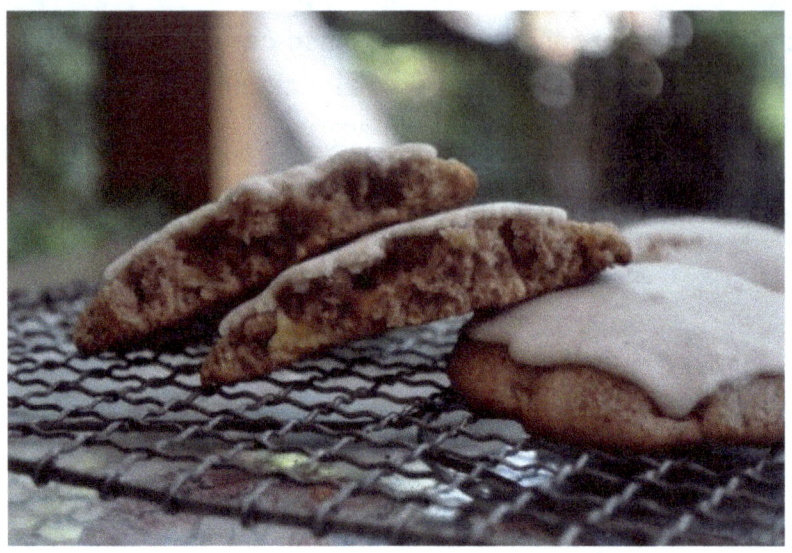

Sastojci

- 1 šalica nezaslađenog maslaca od badema
- 1/2 šalice sirovog meda
- 1 jaje i 1/2 žličice soli
- 1 jabuka, narezana na kockice
- 1 žličica cimeta
- 1/4 žličice mljevenog klinčića
- 1/8 žličice muškatnog oraščića
- 1 žličica svježeg đumbira, naribanog

Upute

a) zagrijte pećnicu na 350 stupnjeva f. pomiješajte maslac od badema, jaje, sirovi med i sol u zdjeli. dodajte jabuku, začine i đumbir te promiješajte. žlicom stavite tijesto na lim za pečenje na udaljenosti od 1 inča.

b) pecite dok se ne stegne.

c) izvadite kolačiće i ostavite da se ohlade na rešetki.

JUHE

51. Krem juha od brokule

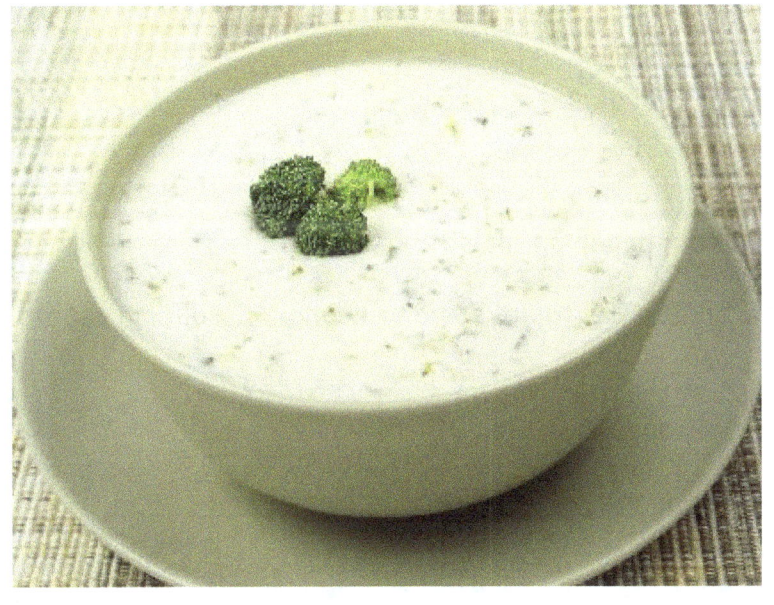

Služi 4

Sastojci

- 1 1/2 kilograma brokule, svježe
- 2 šalice vode
- 3/4 žličice soli, papar po ukusu
- 1/2 šalice brašna od tapioke, pomiješano s 1 šalicom hladne vode
- 1/2 šalice kokosovog vrhnja
- 1/2 šalice nemasnog poljoprivrednog sira

Upute

a) Brokulu kuhajte na pari ili dok ne omekša.

b) Stavite 2 šalice vode i vrhnje od kokosa na vrh kuhala za paru.

c) Dodajte sol, sir i papar. Zagrijte dok se sir ne otopi.

d) Dodajte brokulu. Pomiješajte vodu i tapioka brašno u maloj posudi.

e) Umiješajte mješavinu tapioke u smjesu sira u parnom kotlu i zagrijavajte dok se juha ne zgusne.

52. Juha od leće

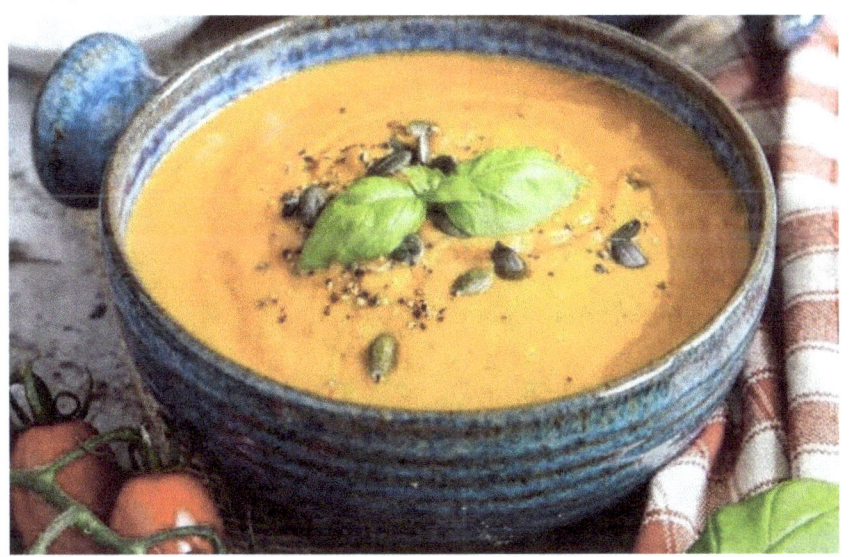

Za 4-6 osoba

Sastojci

- 2 žlice maslinovog ulja ili ulja avokada
- 1 šalica sitno nasjeckanog luka
- 1/2 šalice nasjeckane mrkve
- 1/2 šalice nasjeckanog celera
- 2 žličice soli
- 1 funta leće
- 1 šalica nasjeckanih rajčica
- 2 litre pileće ili povrtne juhe
- 1/2 žličice mljevenog korijandera i prepečenog kumina

Upute

a) Stavite maslinovo ulje u veliku pećnicu. Stavite na srednju vatru. Kad se zagrije, dodajte celer, luk, mrkvu i sol i kuhajte dok luk ne postane proziran.
b) Dodajte leću, rajčice, kumin, juhu i korijander i promiješajte da se sjedine. Pojačajte vatru i pustite da zavrije.
c) Smanjite vatru, poklopite i kuhajte na laganoj vatri dok leća ne omekša (cca 35 do 40 minuta).
d) Pasirajte pomoću savijače do željene gustoće (po izboru). Poslužite odmah.

53. Hladna juha od krastavaca i avokada

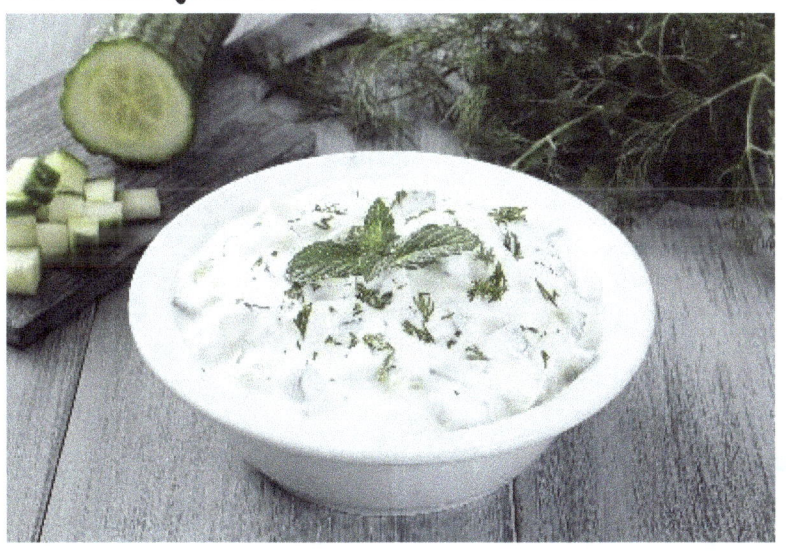

Za 2-3 osobe

Sastojci

- 1 krastavac oguljen, očišćen od sjemenki i narezan na komade od 2 inča
- 1 avokado, oguljen
- 2 nasjeckana mladog luka
- 1 šalica pileće juhe
- 3/4 šalice grčkog nemasnog jogurta
- 2 žlice soka od limuna
- 1/2 žličice mljevenog papra ili po ukusu
- Nasjeckani vlasac, kopar, menta, mladi luk ili krastavac

Upute

a) Pomiješajte krastavac, avokado i mladi luk u blenderu. Pulsirajte dok se ne nasjecka.
b) Dodajte jogurt, juhu i limunov sok i nastavite dok ne postane glatko.
c) Začinite paprom i soli po ukusu i ohladite 4 sata.
d) Kušajte začinite i ukrasite.

54. Gazpacho

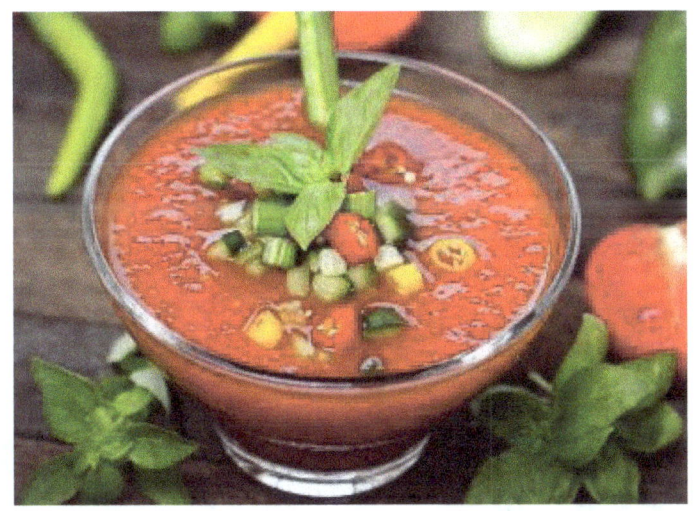

Služi 4
Sastojci

- 1/2 šalice brašna od lanenih sjemenki
- 1 kg rajčice, narezane na kockice
- 1 crvena paprika i 1 zelena paprika, narezane na kockice
- 1 krastavac, oguljen i narezan na kockice
- 2 češnja češnjaka, oguljena i zgnječena
- 150 ml ekstra djevičanskog maslinovog ulja ili ulja avokada
- 2 žlice soka od limuna
- Sol, po ukusu

Upute

a) Papriku, rajčicu i krastavac pomiješajte s protisnutim češnjakom i maslinovim uljem u posudi blendera.

b) U smjesu dodajte laneno brašno. Miješajte dok ne postane glatko.

c) Dodajte sol i sok od limuna po ukusu i dobro promiješajte.

d) Stavite u hladnjak dok se dobro ne ohladi. Poslužite s crnim maslinama, tvrdo kuhanim jajetom, cilantrom, metvicom ili peršinom.

55. Talijanska goveđa juha

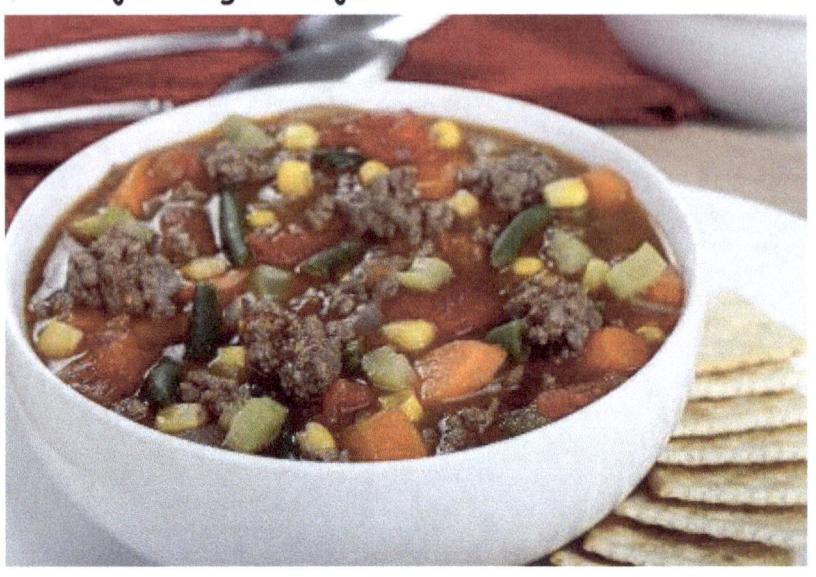

Poslužuje 6

Sastojci

- 1 funta mljevene pčele 1 češanj češnjaka, mljevenog
- 2 šalice goveđe juhe
- nekoliko većih rajčica
- 1 šalica narezane mrkve
- 2 šalice kuhanog graha
- 2 manje tikvice, narezane na kockice
- 2 šalice špinata - opranog i narezanog
- 1/4 žličice crnog papra
- 1/4 žličice soli

Upute

a) Smeđa junetina s češnjakom u temeljcu. Umiješajte juhu, mrkvu i rajčice. Posolite i popaprite.
b) Smanjite vatru, poklopite i kuhajte 15 minuta
c) Umiješajte grah s tekućinom i tikvice. Poklopite i pirjajte dok tikvice ne omekšaju.
d) Maknite s vatre, dodajte špinat i poklopite. Poslužite nakon 5 minuta.

56. Kremasto pečene gljive

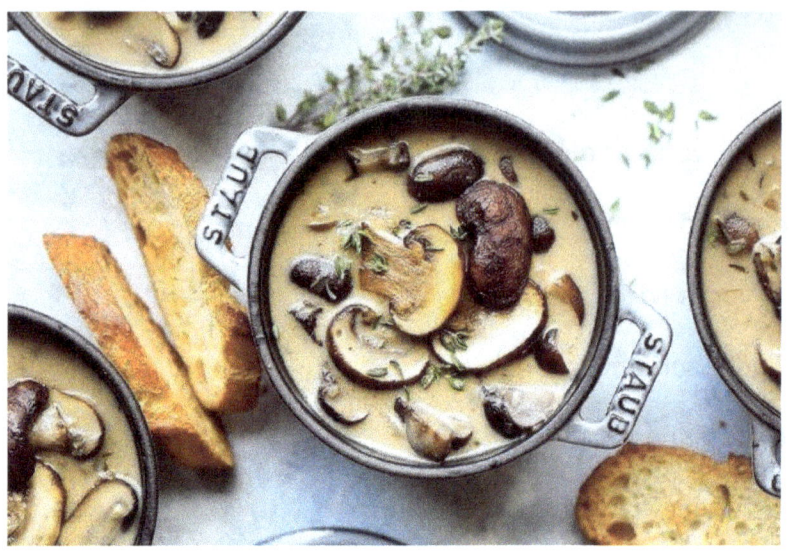

SLUŽI 4

Sastojci

- 1 funta Portobello gljiva, izrezanih na komade od 1 inča
- 1/2-funta shiitake gljiva, bez peteljke
- 6 žlica maslinovog ulja ili ulje avokada
- 2 šalice juhe od povrća
- 1 1/2 žlice kokosovog ulja
- 1 glavica luka nasjeckana
- 3 češnja češnjaka, mljevena
- 3 žlice brašna od strelice
- 1 šalica kokosovog vrhnja
- 3/4 žličice nasjeckanog timijana

Upute

a) Zagrijte pećnicu na 400°F. Obložite jedan veliki lim za pečenje folijom. Rasporedite gljive i pokapajte ih maslinovim uljem. Začinite solju i paprom i promiješajte. Pokrijte ih folijom i pecite ih pola sata. Otklopite i nastavite peći još 15 minuta. Malo prohladite. Polovicu gljiva izmiksajte u blenderu s jednom limenkom juhe. Staviti na stranu.

b) Rastopite kokosovo ulje u velikom loncu na jakoj vatri. Dodajte luk i češnjak i pirjajte dok luk ne postane proziran.

Dodajte brašno i miješajte 2 minute. Dodajte vrhnje, juhu i majčinu dušicu. Umiješajte preostale kuhane gljive i pire od gljiva. Pirjati na laganoj vatri dok se ne zgusne (cca 10 minuta). Začinite po ukusu solju i paprom.

57. Juha od crnog graha

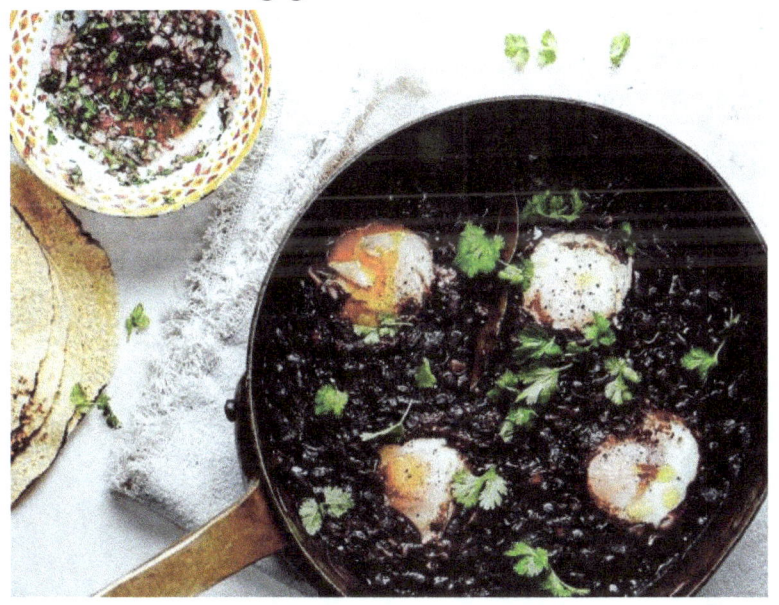

Poslužuje 6-8
Sastojci

- 1/4 šalice kokosovog ulja
- 1/4 šalice luka, narezanog na kockice
- 1/4 šalice mrkve, narezane na kockice
- 1/4 šalice zelene paprike, narezane na kockice
- 1 šalica goveđe juhe
- 3 funte kuhanog crnog graha
- 1 žlica soka od limuna
- 2 žličice češnjaka c
- 2 žličice soli
- 1/2 žličice crnog papra, mljevenog
- 2 žličice čilija u prahu
- 8 oz. svinjetina
- 1 žlica tapioka brašna
- 2 žlice vode

Upute

a) Stavite kokosovo ulje, luk, mrkvu i papriku u temeljac. Kuhajte povrće dok ne omekša. Zakuhajte juhu.

b) Povrću dodajte kuhani grah, juhu i preostale sastojke (osim tapioka brašna i 2 žlice vode) . Stavite smjesu na vatru i kuhajte otprilike 15 minuta.
c) Ispasirajte 1 litru juhe u blenderu i vratite u lonac. Pomiješajte tapioka brašno i 2 žlice vode u zasebnoj posudi.
d) Dodajte mješavinu brašna tapioke u juhu od graha i pustite da kuha 1 minutu.

58. Bijeli Gazpacho

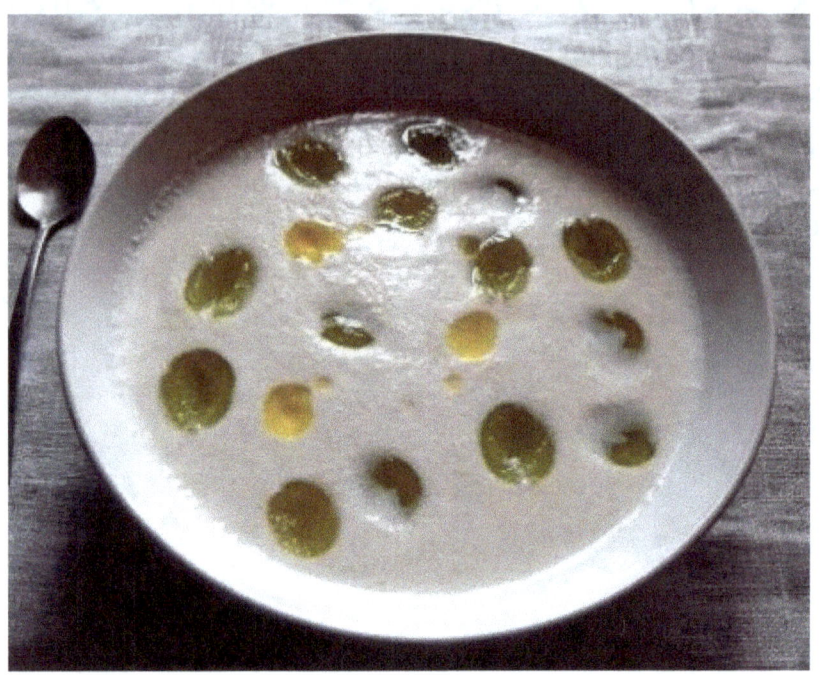

Za 4-6 osoba

Sastojci

- 1 šalica obroka sjemenki lana
- 200 g badema, blanširanih i oguljenih
- 3 češnja češnjaka
- 150 ml ekstra djevičanskog maslinovog ulja ili ulja avokada
- 5 žlica soka od limuna
- 2 žličice soli
- 1 litra vode
- 150 g grožđa bez koštica

Upute

a) U blender stavite laneno brašno s bademima i češnjakom. Pomiješajte u glatku pastu. Po potrebi dodajte malo vode. Dodajte ulje u laganom mlazu dok motor radi. Dodajte i limunov sok i sol.

b) Ulijte smjesu u vrč i dodajte preostalu vodu. Po ukusu dodajte sol ili limunov sok. Ohladite juhu.

c) Promiješajte prije posluživanja i ukrasite grožđem.

59. Juha od tikve

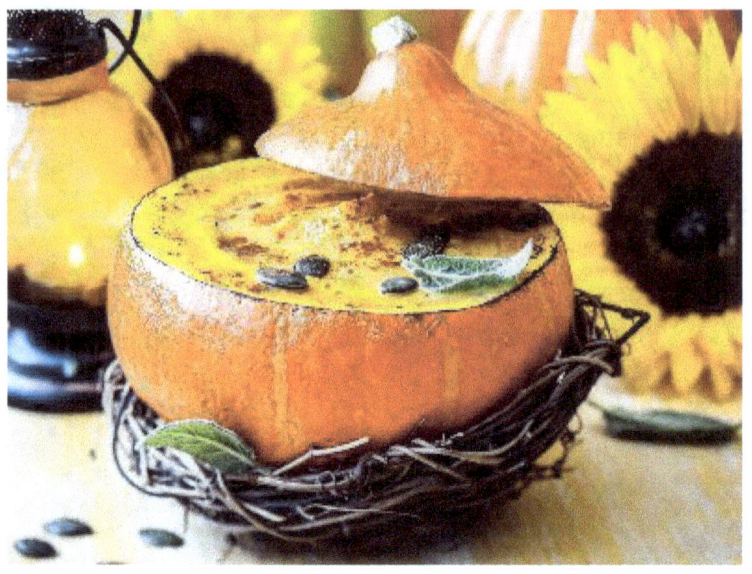

Za 4-6 osoba

Sastojci
- 1 skvoš
- 1 mrkva, nasjeckana
- 1 luk (narezan na kockice)
- 3/4 – 1 šalica kokosovog mlijeka
- 1/4 – 1/2 šalice vode
- maslinovo ulje ili ulje avokada
- Sol
- Papar
- Cimet
- Kurkuma

Upute

a) Tikvu izrežite i žlicom izvadite sjemenke. Narežite ga na velike komade i stavite u lim za pečenje. Pospite solju, maslinovim uljem i paprom i pecite na 375 stupnjeva F dok ne omekša (otprilike 1 sat). Neka se ohladi.

b) U međuvremenu na maslinovom ulju propirjajte luk (stavite ga u lonac za juhu). Dodajte mrkvu. Dodajte 3/4 šalice kokosovog mlijeka i 1/4 šalice vode nakon nekoliko minuta i pustite da lagano kuha. Izvadite tikvu iz kore. Dodajte ga u lonac za juhu. Promiješajte da se sastojci sjedine i ostavite da se kuha nekoliko minuta. Po potrebi dodajte još mlijeka ili vode. Začinite po ukusu solju, paprom i začinima. Miješajte dok ne postane glatko i kremasto.

c) Pospite ga prženim sjemenkama bundeve.

60. Svinjska juha od bijelog graha

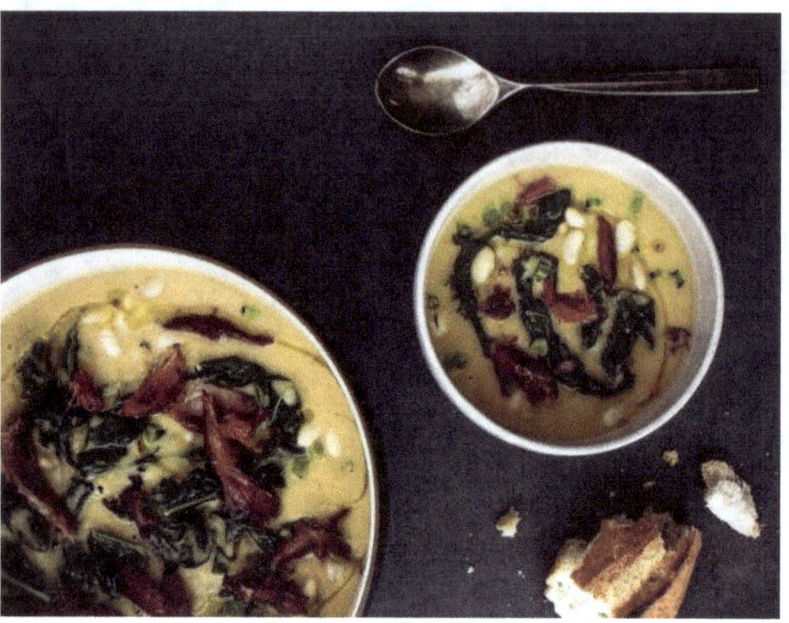

ZA 4-6 OSOBA

Sastojci

- 2 žlice svakog ekstra djevičanskog maslinovog ulja
- 3 žlice čilija u prahu
- 1 žlica jalapeno ljutog umaka
- 2 kilograma svinjskih kotleta s kostima
- Sol
- 4 stabljike celera, nasjeckane
- 1 veliki bijeli luk, nasjeckan
- 3 češnja češnjaka nasjeckana
- 2 šalice pileće juhe
- 2 šalice rajčice narezane na kockice
- 2 šalice kuhanog bijelog graha
- Kelj pakiran u 6 šalica

Upute

a) Prethodno zagrijte brojlere. U posudi umutite ljuti umak, 1 žlicu maslinovog ulja i čili u prahu. Začinite svinjske kotlete s 1/2 žličice soli. Natrljajte kotlete mješavinom začina s obje strane i stavite ih na rešetku postavljenu preko lima za pečenje. Staviti na stranu.

b) Zagrijte 1 žlicu kokosovog ulja u velikom loncu na jakoj vatri. Dodajte celer, češnjak, luk i preostale 2 žlice čilija u prahu. Kuhajte dok luk ne postane proziran, miješajući (cca. 8 minuta).

c) Dodajte rajčice i pileću juhu u lonac. Kuhajte i povremeno miješajte dok se ne reducira za otprilike jednu trećinu (cca. 7 minuta). Dodajte kelj i mahune. Smanjite vatru na srednju, poklopite i kuhajte dok kelj ne omekša (cca 7 minuta). Dodajte do 1/2 šalice vode ako smjesa izgleda suho i začinite solju.

d) U međuvremenu pecite svinjetinu dok ne porumeni

61. Grčka pileća juha s limunom

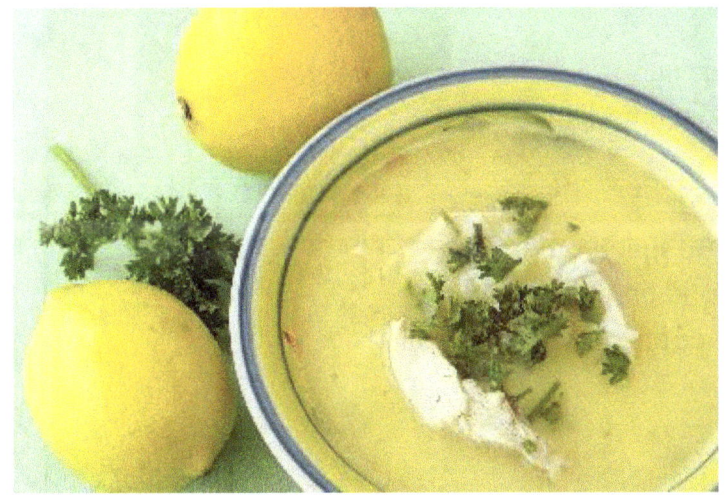

Služi 4

Sastojci
- 4 šalice pileće juhe
- 1/4 šalice nekuhane kvinoje
- sol i papar
- 3 jaja
- 3 žlice soka od limuna
- Šaka svježeg kopra (nasjeckanog)
- nasjeckana pečena piletina (po želji)

Upute

a) Zakuhajte juhu u loncu. Dodajte kvinoju i kuhajte dok ne omekša. Začinite solju i paprom. Smanjite vatru i pustite da lagano kuha. U posebnoj posudi umutite sok od limuna i jaja dok ne postanu glatka. Dodajte otprilike 1 šalicu vruće juhe u smjesu jaja/limun i promiješajte da se sjedini.

b) Dodajte smjesu natrag u lonac. Miješajte dok juha ne postane neprozirna i zgusne se. Dodajte kopar, sol i papar po ukusu i piletinu ako imate i poslužite.

62. Juha od jaja

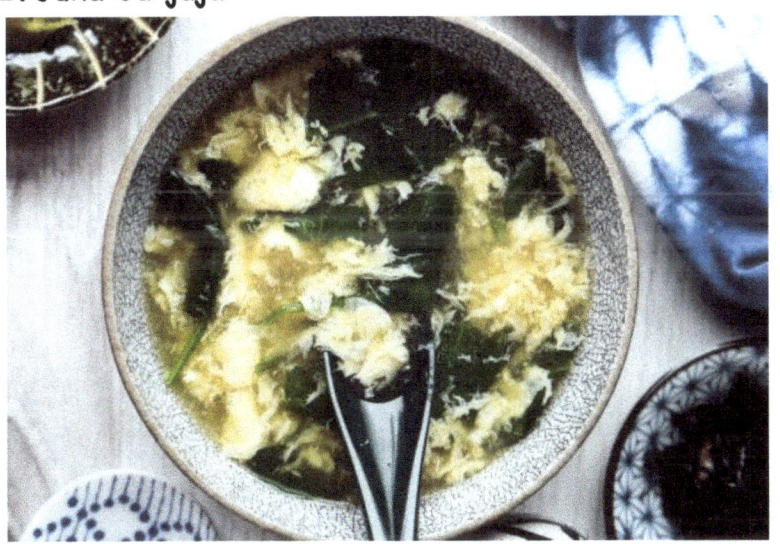

ZA 4-6 OSOBA

Sastojci

- 1 1/2 litre pileće juhe
- 2 žlice brašna tapioke, pomiješane u 1/4 šalice hladne vode r
- 2 jaja, malo umućena vilicom
- 2 mladog luka, nasjeckana, uključujući zelene krajeve

Upute

a) Zakuhajte juhu. Polako ulijevajte mješavinu tapioka brašna dok miješate juhu. Juha bi se trebala zgusnuti.

b) Smanjite vatru i pustite da lagano kuha. Vrlo polako uz miješanje umiješajte jaja.

c) Čim kapne i zadnja kap jajeta, isključite vatru.

d) Poslužite s nasjeckanim mladim lukom na vrhu.

63. Kremasta juha od rajčice i bosiljka

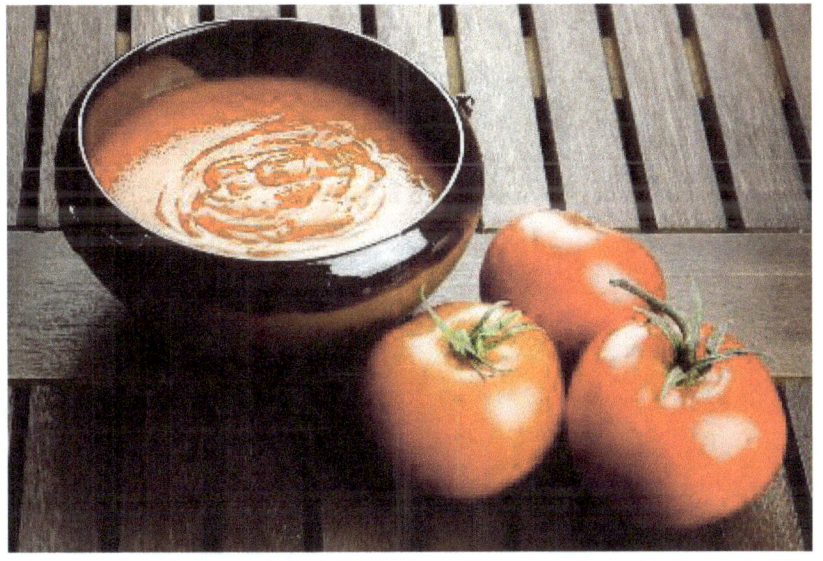

POSLUŽUJE 6

Sastojci

- 4 rajčice - oguljene, očišćene od sjemenki i narezane na kockice
- 4 šalice soka od rajčice
- 14 listića svježeg bosiljka
- 1 šalica kokosovog vrhnja
- soli po ukusu
- mljeveni crni papar po ukusu

Upute

a) Pomiješajte rajčice i sok od rajčice u loncu za temeljac. Kuhajte 30 minuta.
b) Pire smjesu s listovima bosiljka u procesoru.
c) Vratiti u temeljac i dodati vrhnje od kokosa.
d) Posoliti i popapriti po ukusu.

GLAVNO JELO

64. Varivo od leće

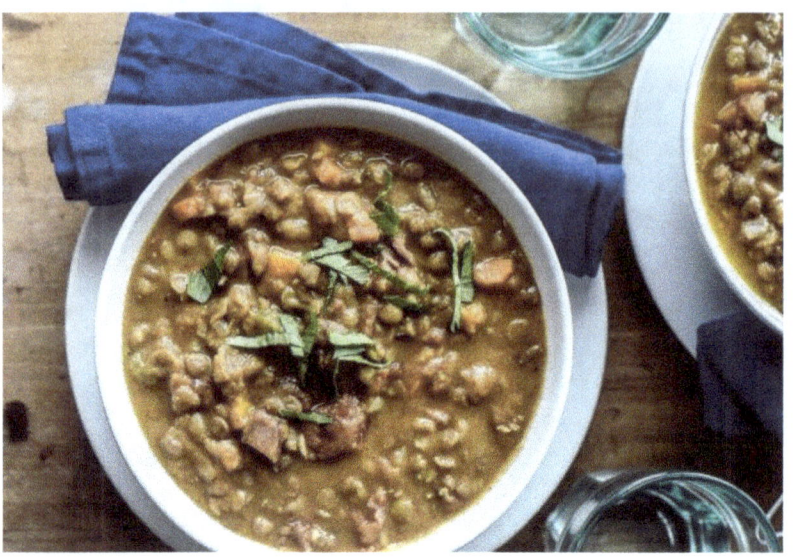

Sastojci

- 1 šalica suhe leće
- 3 1/2 šalice pileće juhe
- nekoliko rajčica
- 1 srednji krumpir nasjeckani + 1/2 šalice nasjeckane mrkve
- 1/2 šalice nasjeckanog luka + 1/2 šalice nasjeckanog celera (po želji)
- nekoliko grančica peršina i bosiljka + 1 češanj češnjaka (mljeven)
- 1 funta nemasne svinjetine ili junetine narezane na kocke + papar po ukusu

Upute

a) Uz ovo varivo možete jesti salatu po želji.

65. Pirjani zeleni grašak s govedinom

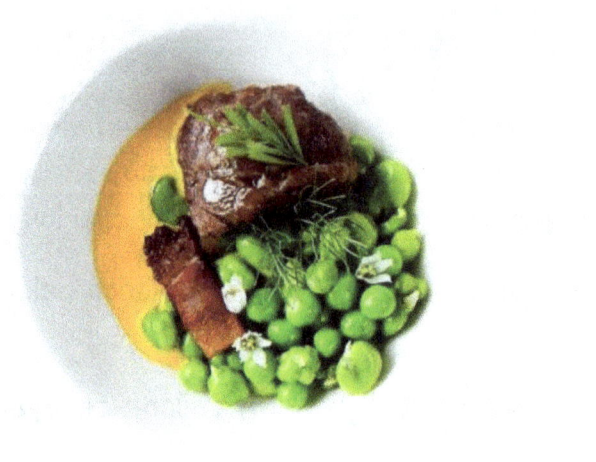

SLUŽI 1

Sastojci

- 1 šalica svježeg ili smrznutog zelenog graška
- 1 glavica luka sitno nasjeckana
- 2 režnja češnjaka, tanko narezana i 1/2 inča oguljenog/narezanog svježeg đumbira (ako želite)
- 1/2 žličice pahuljica crvene paprike ili po ukusu
- 1 rajčica, grubo nasjeckana
- 1 nasjeckana mrkva
- 1 žlica kokosovog ulja
- 1/2 šalice pileće juhe
- 4 oz. govedina narezana na kocke
- Sol i svježe mljeveni crni papar

Upute

a) Zagrijte kokosovo ulje u tavi na srednje jakoj vatri.

b) Pirjajte luk, češnjak i đumbir dok ne omekšaju. Dodajte crvenu papriku, mrkvu i rajčicu te pirjajte dok rajčica ne počne omekšavati. Dodajte zeleni grašak. Dodajte 4 oz. nemasna govedina narezana na kocke.

c) Dodajte juhu i pirjajte na srednjoj vatri. Poklopite i kuhajte dok grašak ne omekša. Začinite po ukusu solju i paprom.

66. Bijeli pileći čili

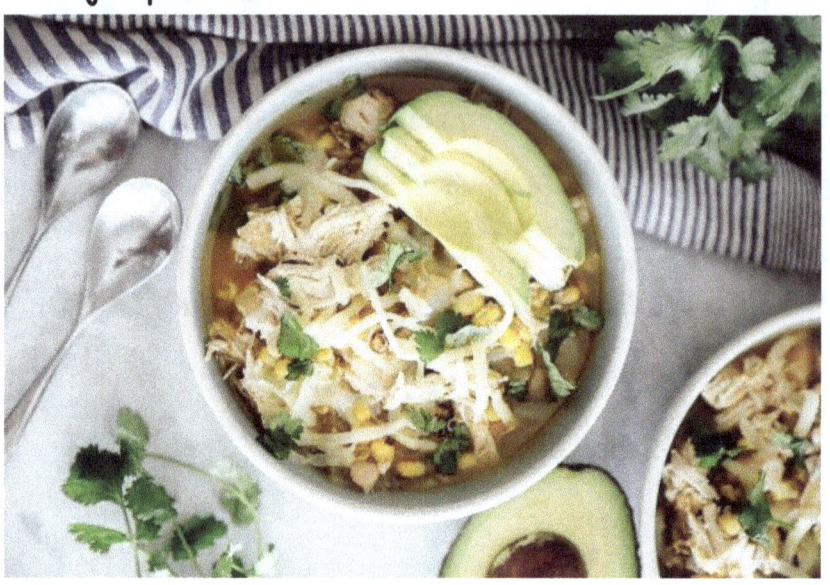

POSLUŽUJE: 5

Sastojci

- 4 velika pileća prsa bez kože i kostiju
- 2 zelene paprike
- 1 veliki žuti luk
- 1 jalapeno
- 1/2 šalice zelenih čilija narezanih na kockice (po želji)
- 1/2 šalice mladog luka
- 1,5 žlice kokosovog ulja
- 3 šalice kuhanog bijelog graha
- 3,5 šalice pileće ili povrtne juhe
- 1 žličica mljevenog kima
- 1/4 žličice kajenskog papra
- soli po ukusu

Upute

a) Stavite lonac vode da zavrije. Dodajte pileća prsa i kuhajte dok ne budu kuhana. Ocijedite vodu i ostavite piletinu da se ohladi. Kad se ohladi, isjeckati i ostaviti sa strane.

b) Narežite papriku, jalapeno i luk na kockice. Otopite kokosovo ulje u loncu na jakoj vatri. Dodajte papriku i luk i pirjajte dok ne omekšaju cca. 8-10 minuta.

c) U lonac dodajte juhu, grah, piletinu i začine. Promiješajte i pustite da lagano zavrije. Poklopite i pirjajte 25-30 minuta.

d) Kuhajte još 10 minuta i povremeno promiješajte. Maknite s vatre. Pustite da odstoji 10 minuta da se zgusne. Vrh s cilantrom.

67. Svinjski kelj

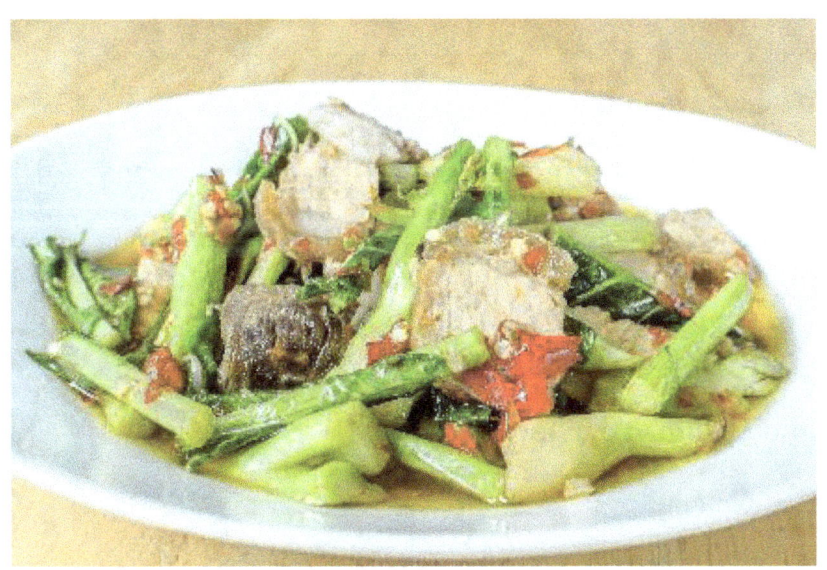

SLUŽI 4

Sastojci

- 1 žlica kokosovog ulja
- Svinjski file od 1 funte, obrubljen i izrezan na komade od 1 inča
- 3/4 žličice soli
- 1 srednja glavica luka, sitno nasjeckana
- 4 češnja češnjaka, nasjeckana
- 2 žličice paprike
- 1/4 žličice mljevene crvene paprike (po želji)
- 1 šalica bijelog vina
- 4 rajčice šljive, nasjeckane
- 4 šalice pileće juhe
- 1 vezica kelja nasjeckanog
- 2 šalice kuhanog bijelog graha

Upute

a) Zagrijte kokosovo ulje u loncu na srednje jakoj vatri. Dodajte svinjetinu, posolite i kuhajte dok ne prestane biti ružičasta. Prebacite na tanjur i ostavite sokove u loncu.

b) Dodajte luk u lonac i kuhajte dok ne postane proziran. Dodajte papriku, češnjak i mljevenu crvenu papriku te kuhajte oko 30 sekundi. Dodajte rajčice i vino, pojačajte vatru i miješajte kako biste ostrugali sve zapečene komadiće. Dodajte juhu. Pustite da prokuha.

c) Dodati kelj i miješati dok ne uvene. Smanjite vatru i pirjajte dok kelj ne omekša. Umiješajte grah, svinjetinu i svinjske sokove. Pirjati još 2 minute.

68. Squash Karfiol Curry

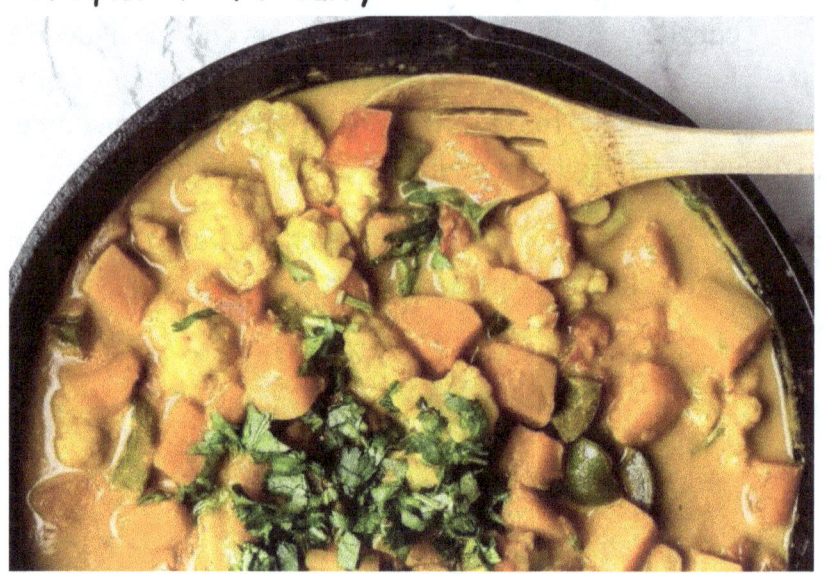

Poslužuje: 6

Sastojci

- 3 šalice oguljene, nasjeckane tikvice
- 2 šalice gustog kokosovog mlijeka
- 3 žlice kokosovog ulja
- 2 žlice sirovog meda
- 2 kilograma rajčice
- 1 i 1/4 šalice smeđe riže, nekuhane
- 1 šalica nasjeckanog karfiola
- 1 šalica nasjeckane zelene paprike
- Cilantro za preljev

Upute

a) Skuhajte smeđu rižu. Staviti na stranu.

b) Napravite curry pastu. Ulijte kokosovo mlijeko u tavu i umiješajte curry i sirovi med u kokosovo mlijeko. Dodajte cvjetaču, tikvu i zelenu papriku. Poklopite i pirjajte dok tikva ne omekša. Maknite s vatre i ostavite stajati 10 minuta. Umak će se zgusnuti.

c) Poslužite curry preko smeđe riže. Prije posluživanja dodajte nasjeckani cilantro.

69. Crockpot Red Curry Janjetina

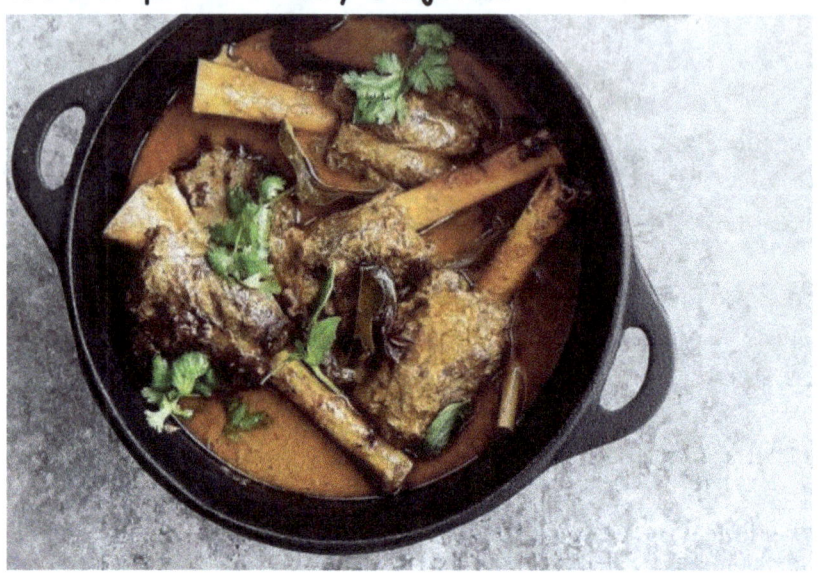

Posluživanje: 16

Sastojci

- 3 kilograma kockica janjećeg mesa
- Curry pasta
- 4 šalice paste od rajčice
- 1 žličica soli plus još po ukusu
- 1/2 šalice kokosovog mlijeka ili vrhnja

Upute

a) Napravite curry pastu. Dodajte janjetinu i curry pastu u lonac. Janjetinu prelijte jednom šalicom paste od rajčice. Dodajte 2 šalice vode u lonac. Promiješajte, poklopite i kuhajte na visokoj temperaturi 2 sata ili na niskoj temperaturi 4-5 sati. Kušajte i posolite.

b) Prije posluživanja umiješajte kokosovo mlijeko i pospite cilantrom. Poslužite preko smeđe riže ili naan kruha.

70. Jednostavan Lentil Dhal

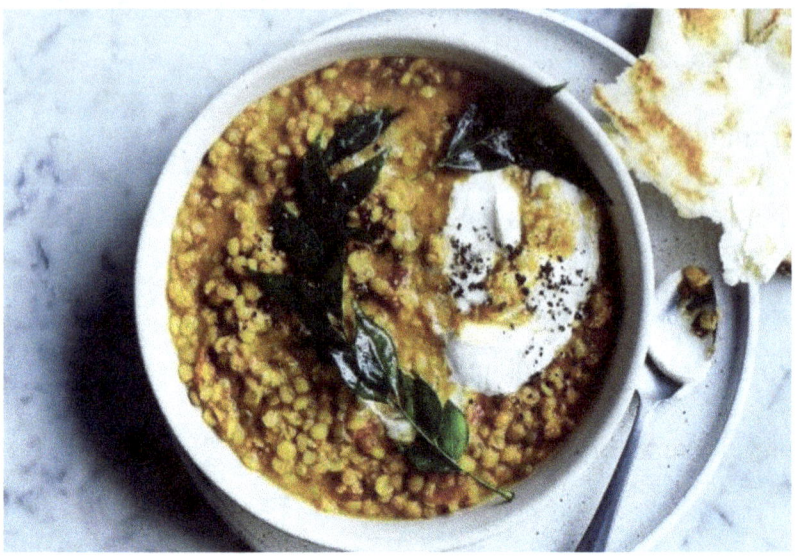

POSLUŽUJE: 6

Sastojci

- 2 1/2 šalice leće
- 5-6 šalica vode
- Curry pasta
- 1/2 šalice kokosovog mlijeka
- 1/3 šalice vode
- 1/2 žličice soli + 1/4 žličice crnog papra
- sok od limete
- Cilantro i mladi luk za ukras

Upute

a) Zakuhajte vodu u velikom loncu. Dodajte leću i kuhajte otklopljeno 10 minuta uz često miješanje.

b) Maknite s vatre. Umiješajte preostale sastojke .

c) Začinite solju i začinskim biljem za ukras.

71. Gumbo

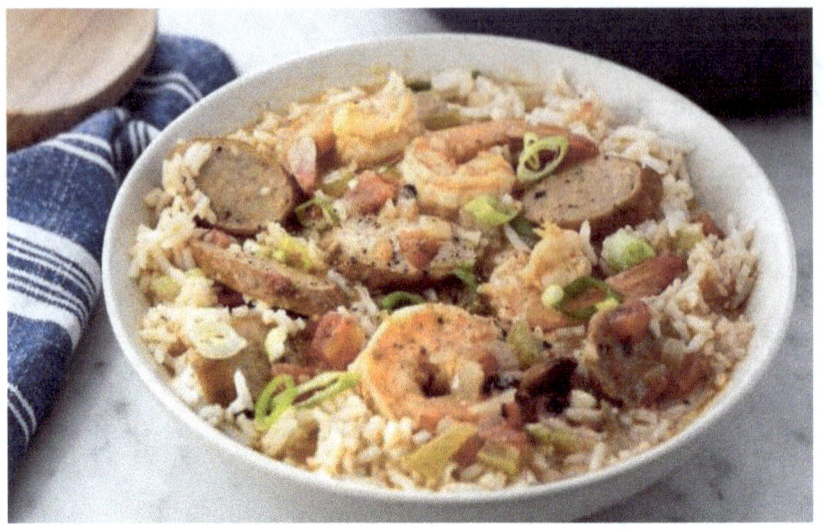

Sastojci

- Oguljeni srednji škampi od 1 funte
- 1/2 funte pilećih prsa bez kože i kostiju
- 1/2 šalice kokosovog ulja
- 3/4 šalice bademovog brašna
- 2 šalice nasjeckanog luka
- 1 šalica nasjeckanog celera
- 1 šalica nasjeckane zelene paprike
- 1 žličica mljevenog kima
- 1 žlica nasjeckanog svježeg češnjaka
- 1 žličica nasjeckanog svježeg timijana
- 1/2 žličice crvene paprike
- 6 šalica pileće juhe
- 2 šalice rajčice narezane na kockice
- 3 šalice narezane bamije
- 1/2 šalice nasjeckanog svježeg peršina
- 2 lista lovora
- 1 žličica ljutog umaka

Upute

a) Pirjajte piletinu na jakoj vatri dok ne porumeni u velikom loncu. Izvadite i ostavite sa strane. Nasjeckajte luk, celer i zelenu papriku i ostavite sa strane.

b) U lonac stavite ulje i brašno. Dobro promiješajte i zapržite kako biste napravili roux. Kada je roux gotov dodajte nasjeckano povrće. Pirjajte na laganoj vatri 10 minuta.

c) Polako dodajte pileću juhu neprestano miješajući.

d) Dodati piletinu i sve ostale sastojke osim bamije, kozica i peršina koje ćemo sačuvati za kraj.

e) Poklopite i kuhajte na laganoj vatri pola sata. Maknite poklopac i kuhajte još pola sata uz povremeno miješanje.

f) Dodajte kozice, bamiju i peršin. Nastavite kuhati na laganoj vatri nepoklopljeno 15 minuta.

72. Curry od slanutka

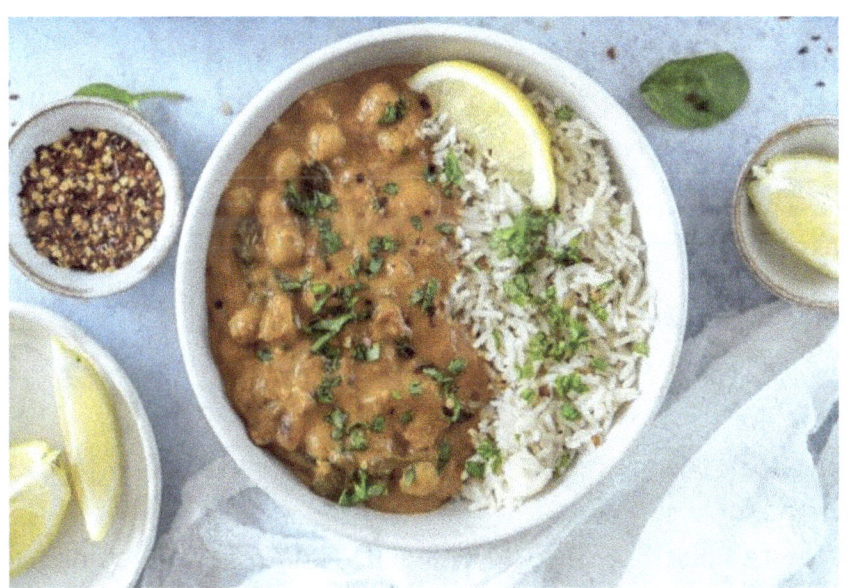

SLUŽI 4

Sastojci

- Curry pasta
- 4 šalice kuhanog slanutka
- 1 šalica nasjeckanog cilantra

Upute

a) Napravite curry pastu. Umiješajte slanutak i njegovu tekućinu.
b) Nastavite kuhati. Miješajte dok se svi sastojci ne sjedine.
c) Maknite s vatre. Umiješajte cilantro neposredno prije posluživanja, a 1 žlicu ostavite za ukras.

73. Piletina s crvenim curryjem

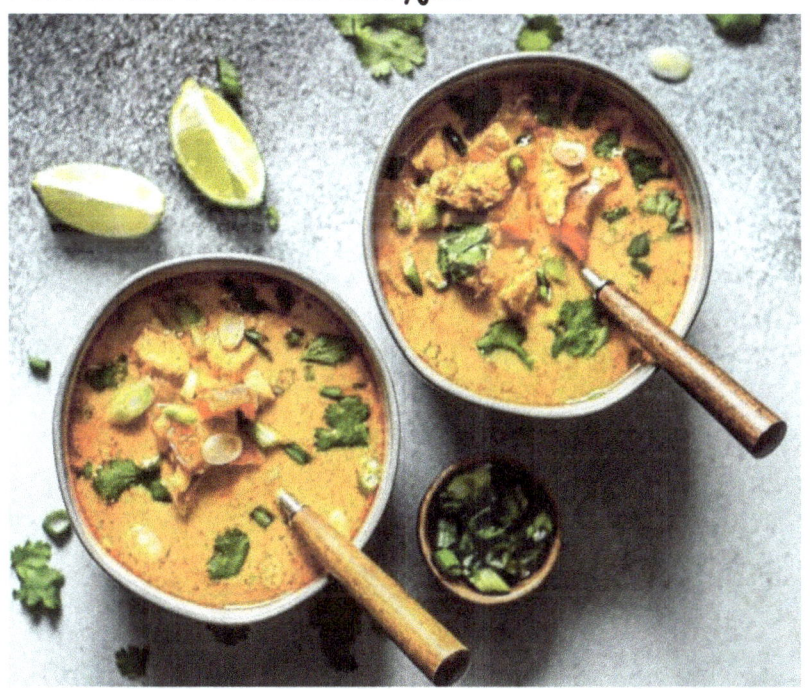

POSLUŽUJE: 6

Sastojci

- 2 šalice kockica pilećeg mesa
- Curry pasta
- 2 šalice paste od rajčice
- 1/4 šalice kokosovog mlijeka ili vrhnja
- Cilantro za ukrašavanje
- Smeđa riža za posluživanje

Upute

a) Napravite curry pastu. Dodajte tijesto od rajčice; promiješajte i pirjajte dok ne postane glatko. Dodajte piletinu i vrhnje.

b) Promiješajte da se sjedini i kuhajte 15-20 minuta.

c) Poslužite sa smeđom rižom i cilantrom.

74. Pirjani zeleni grah sa svinjetinom

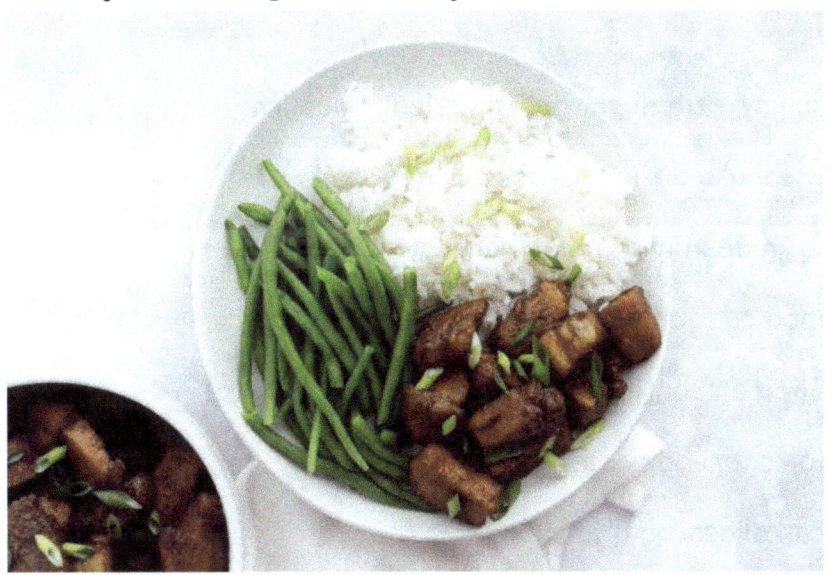

Služi 1

Sastojci

- 1 šalica svježih ili smrznutih zelenih mahuna
- 1 glavica luka sitno nasjeckana
- 2 režnja češnjaka, tanko narezana
- 1/2 inča oguljenog/narezanog svježeg đumbira
- 1/2 žličice pahuljica crvene paprike ili po ukusu
- 1 rajčica, grubo nasjeckana
- 1 žlica kokosovog ulja
- 1/2 šalice pileće juhe
- Sol i mljeveni crni papar
- 1/4 limuna, izrezanog na kriške, za posluživanje
- 5 oz. nemasna svinjetina

Upute

a) Svaku mahunu prerežite na pola. Zagrijte kokosovo ulje u tavi na srednje jakoj vatri. Na srednjoj vatri pirjajte luk, češnjak i đumbir dok ne omekšaju.

b) Dodajte crvenu papriku i rajčice te pirjajte dok se rajčice ne počnu raspadati. Umiješajte mahune. Dodajte 5 oz. nemasna svinjetina narezana na kockice.

c) Dodajte juhu i pustite da lagano kuha na srednjoj vatri. Poklopite i kuhajte dok grah ne omekša.

d) Začinite po ukusu solju i paprom. Poslužite s kriškom limuna sa strane.

75. Ratatouille

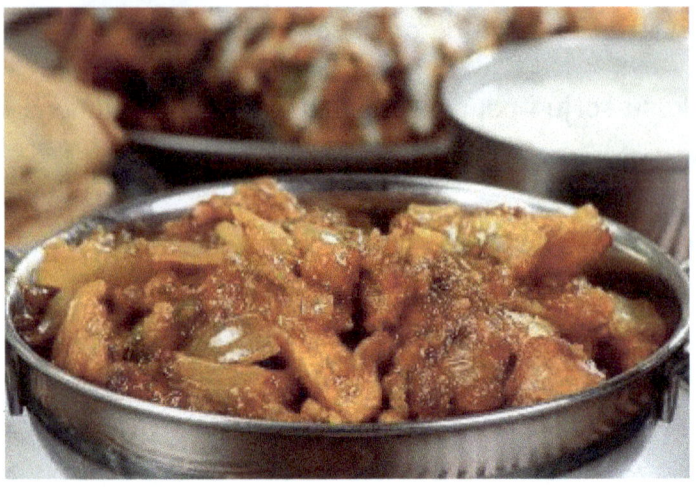

Za 4-6 osoba
Sastojci

- 2 veća patlidžana
- 3 srednje tikvice
- 2 srednje glavice luka
- 2 crvene ili zelene paprike
- 4 velike rajčice
- 2 češnja češnjaka, zgnječena
- 4 žlice kokosovog ulja
- 1 žlica svježeg bosiljka
- Sol i svježe mljeveni crni papar

Upute

a) Narežite patlidžan i tikvicu na ploške od 1 inča. Zatim svaku krišku prerežite na pola. Posolite ih i ostavite sat vremena. Sol će izvući gorčinu.

b) Nasjeckajte papriku i luk. Ogulite rajčice kuhajući ih nekoliko minuta. Zatim ih narežite na četvrtine, izvadite sjemenke, a meso nasjeckajte. Pržite češnjak i luk na kokosovom ulju u loncu 10 minuta. Dodajte paprike. Posušite patlidžan i tikvicu i dodajte u lonac. Dodajte bosiljak, sol i papar. Promiješajte i pirjajte pola sata.

c) Dodajte meso rajčice, provjerite začine i kuhajte još 15 minuta bez poklopca.

76. Govedina na roštilju

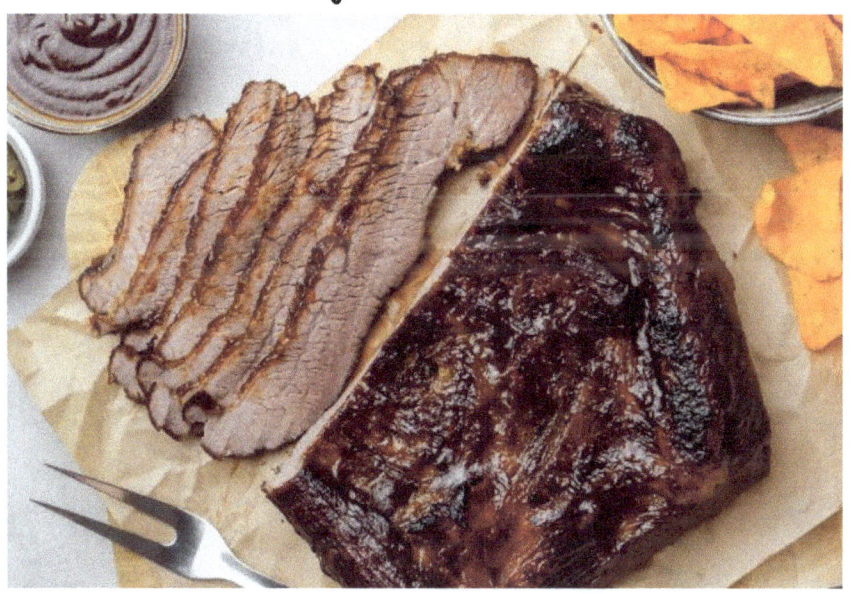

Poslužuje 8

Sastojci

- 1-1/2 šalice paste od rajčice
- 1/4 šalice soka od limuna
- 2 žlice senfa
- 1/2 žličice soli
- 1 nasjeckana mrkva
- 1/4 žličice mljevenog crnog papra
- 1/2 žličice mljevenog češnjaka
- 4 funte pečene chuck bez kostiju

Upute

a) U velikoj zdjeli pomiješajte pastu od rajčice, limunov sok i senf. Umiješajte sol, papar i češnjak.

b) Stavite pečenje i mrkvu u sporo kuhalo. Prelijte smjesu rajčice preko pečenja. Poklopite i kuhajte na laganoj vatri 7 do 9 sati.

c) Izvadite pečeno pečenje iz sporog kuhala, isjeckajte ga vilicom i vratite u sporo kuhalo. Promiješajte meso da se ravnomjerno prekrije umakom. Nastavite kuhati otprilike 1 sat.

77. Goveđi file s lukom

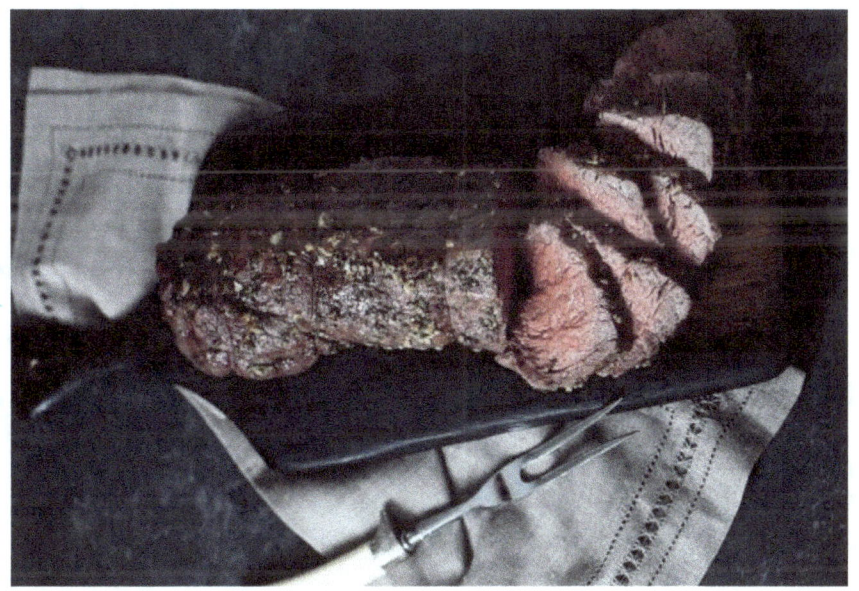

Sastojci

- 3/4 funte ljutike, prepolovljene po dužini
- 1-1/2 žlice maslinovog ulja ili ulja avokada
- sol i papar po ukusu
- 3 šalice goveđe juhe
- 3/4 šalice crnog vina
- 1-1/2 žličice paste od rajčice
- 2 funte pečenog goveđeg filea, obrezanog
- 1 žličica suhe majčine dušice
- 3 žlice kokosovog ulja
- 1 žlica bademovog brašna

Upute

a) Zagrijte pećnicu na 375 stupnjeva F. Prelijte ljutiku maslinovim uljem za premaz u tavi za pečenje i začinite solju i paprom. Pecite dok ljutika ne omekša, povremeno miješajući, oko pola sata.

b) Pomiješajte vino i goveđu juhu u tavi i zakuhajte. Kuhajte na jakoj vatri. Volumen treba smanjiti za pola. Dodajte u pastu od rajčice. Staviti na stranu.

c) Osušite govedinu i pospite solju, majčinom dušicom i paprom. U tavu nauljenu kokosovim uljem dodajte govedinu. Zapecite sa svih strana na jakoj vatri.

d) Vratite posudu u pećnicu. Pečena govedina oko pola sata za srednje pečeno. Prebacite govedinu na pladanj. Labavo pokrijte folijom.

e) Stavite posudu na štednjak i dodajte smjesu juhe. Pustite da zavrije i miješajte kako biste ostrugali sve posmeđene komadiće. Prebacite u drugi lonac i pustite da se kuha. Pomiješajte 1 1/2 žlice kokosovog ulja i brašno u maloj posudi i promiješajte. Umutiti u juhu i kuhati dok se umak ne zgusne. Umiješajte pečenu ljutiku. Posolite i popaprite.

f) Narežite govedinu na ploške debljine 1/2 inča. Prelijte malo umaka.

78. Chili

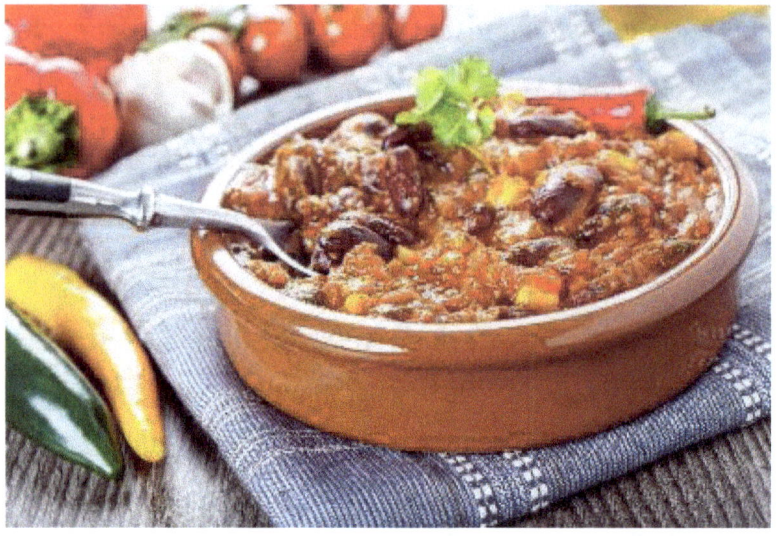

Sastojci

- 2 žlice kokosovog ulja
- 2 glavice luka nasjeckane
- 3 češnja češnjaka, nasjeckana
- 1 funta mljevene govedine
- Goveđi file od 3/4 funte, narezan na kocke
- 2 šalice rajčice narezane na kockice
- 1 šalica jako kuhane kave
- 1 šalica paste od rajčice
- 2 šalice goveđe juhe
- 1 žlica sjemenki kumina
- 1 žlica nezaslađenog kakaa u prahu
- 1 žličica sušenog origana
- 1 žličica mljevenog kajenskog papra
- 1 žličica mljevenog korijandera
- 1 žličica soli
- 6 šalica kuhanog graha
- 4 svježe ljute čili papričice, nasjeckane

Upute

a) Zagrijte ulje u loncu na srednje jakoj vatri. Na ulju kuhajte češnjak, luk, pečenicu i mljevenu junetinu dok meso ne porumeni, a luk postane proziran.

b) Pomiješajte rajčice narezane na kockice, kavu, pastu od rajčice i goveđu juhu. Začinite origanom, kimom, kakaom u prahu, kajenskim paprom, korijanderom i soli. Umiješajte ljutu čili papričicu i 3 šalice graha. Smanjite vatru na najnižu, i kuhajte dva sata.

c) Umiješajte 3 preostale šalice graha. Pirjajte još 30 minuta.

79. Glazirana mesna štruca

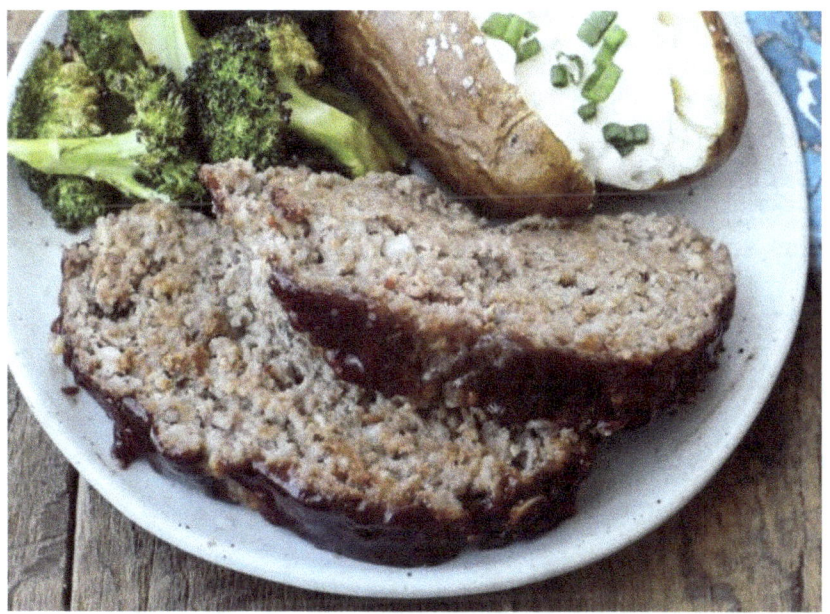

Služi 4

Sastojci

- 1/2 šalice paste od rajčice
- 1/4 šalice limunovog soka, podijeljeno
- 1 žličica senfa u prahu
- 2 kilograma mljevene junetine
- 1 šalica obroka sjemenki lana
- 1/4 šalice nasjeckanog luka
- 1 jaje, tučeno

Upute

a) Zagrijte pećnicu na 350 stupnjeva F. Pomiješajte senf, pastu od rajčice, 1 žlicu limunovog soka u maloj posudi.

b) Pomiješajte luk, mljevenu junetinu, lan, jaje i preostali sok od limuna u posebnoj većoj zdjeli.

c) I dodajte 1/3 smjese paste od rajčice iz manje zdjele. Sve dobro izmiješajte i stavite u kalup za kruh.

d) Pecite na 350 stupnjeva F jedan sat. Ocijedite višak masnoće i premažite preostalom smjesom paste od rajčice. Pecite još 10 minuta.

80. Lazanje od patlidžana

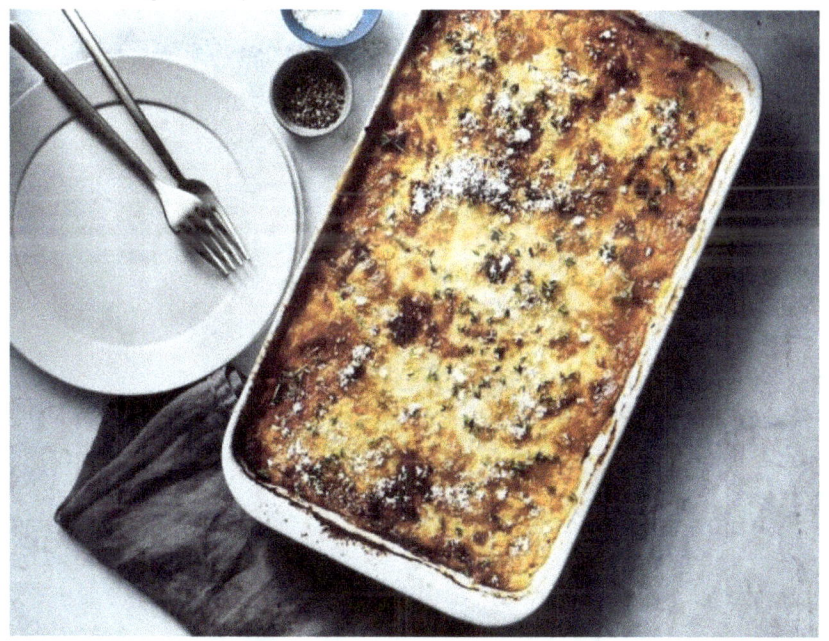

Za 4-6 osoba
Sastojci

- 2 velika patlidžana, oguljena i uzdužno narezana na trakice
- kokosovo ulje
- sol i papar

Umak od mesa

- 2 šalice nemasnog poljoprivrednog sira
- 2 jaja
- 3 zelena luka, nasjeckana
- 1 šalica nasjeckanog nemasnog sira mozzarella

Upute

a) Zagrijte pećnicu na 425 stupnjeva.

b) Nauljite pleh i posložite ploške patlidžana. Pospite solju i paprom. Pecite kriške 5 minuta sa svake strane. Snizite temperaturu pećnice na 375.

c) Zapržite luk, meso i češnjak na kokosovom ulju 5 minuta. Dodajte gljive i crvenu papriku, te kuhajte 5 minuta. Dodajte rajčicu, špinat i začine te pirjajte 5-10 minuta.

d) Pomiješajte mješavinu sira, jaja i luka. Na dno staklene posude rasporedite trećinu mesnog umaka. Složite jednu polovicu ploški patlidžana i jednu polovicu domaćeg sira.

Ponoviti. Dodajte posljednji sloj umaka, a zatim mozzarellu na vrh.

e) Prekriti folijom. Pecite na 375 stupnjeva jedan sat. Maknite foliju i pecite dok sir ne porumeni. Ostavite da odstoji 10 minuta prije posluživanja.

81. Punjeni patlidžan

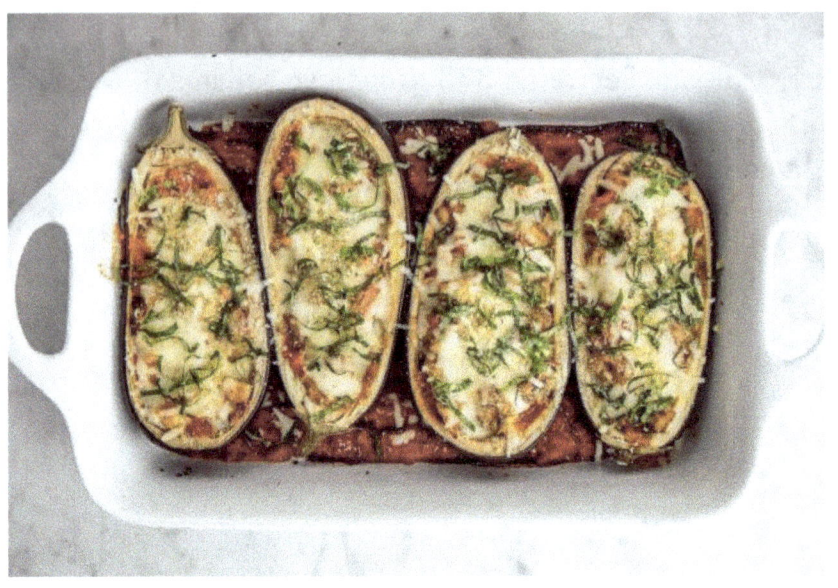

Upute

a) Isperite patlidžane. Odrežite krišku s jednog kraja. Napravite široki prorez i posolite ih. Očistite rajčice od sjemenki. Nasjeckajte ih na sitno.

b) Luk narežite na tanke ploške. Nasjeckajte režnjeve češnjaka. Stavite ih u tavu s kokosovim uljem.

c) Dodajte rajčice, posolite peršin, kim, papar, feferone i mljevenu junetinu. Pirjajte 10 minuta.

d) Patlidžane stisnite da izađe gorak sok. Napunite široki prorez mješavinom mljevene govedine. Preko prelijte preostalu smjesu. Zagrijte pećnicu na 375F u međuvremenu.

e) Stavite patlidžane u posudu za pečenje. Poškropite ih maslinovim uljem, limunovim sokom i 1 šalicom vode.

f) Tepsiju pokriti folijom.

82. Punjene crvene paprike s junetinom

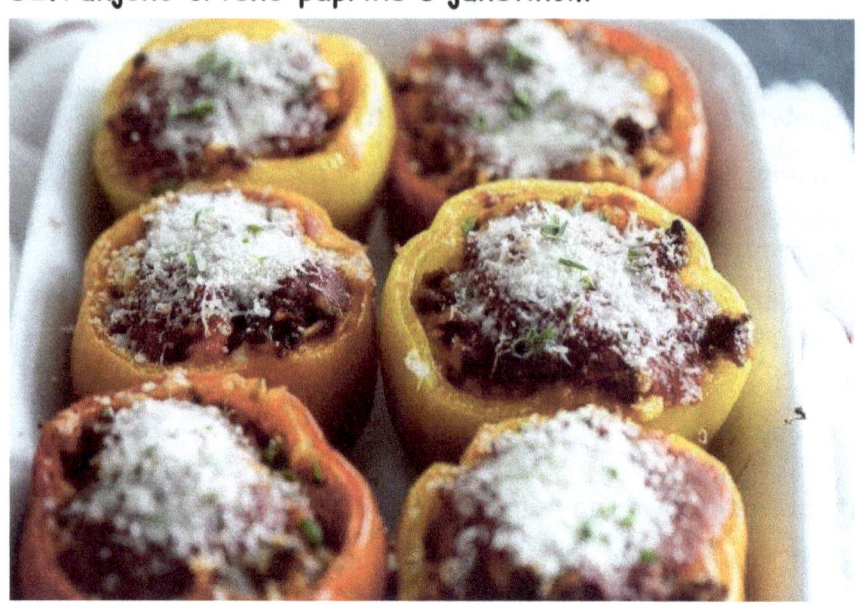

Sastojci

- 6 crvenih paprika
- soli po ukusu
- 1 funta mljevene govedine
- 1/3 šalice nasjeckanog luka
- sol i papar po ukusu
- 2 šalice nasjeckanih rajčica
- 1/2 šalice nekuhane smeđe riže ili
- 1/2 šalice vode
- 2 šalice juhe od rajčice
- vode po potrebi

Upute

a) Paprike kuhajte u kipućoj vodi 5 minuta i ocijedite.

b) Svaku papriku pospite solju i ostavite sa strane. U tavi pirjajte luk i govedinu dok govedina ne porumene. Ocijediti od viška masnoće. Posolite i popaprite. Umiješajte rižu, rajčice i 1/2 šalice vode. Poklopite i pirjajte dok riža ne omekša. Maknite s vatre. Umiješajte sir.

c) Zagrijte pećnicu na 350 stupnjeva F. Napunite svaku papriku mješavinom riže i govedine. Stavite paprike otvorene strane prema gore u posudu za pečenje. Pomiješajte juhu od rajčice s tek toliko vode da juha dobije konzistenciju umaka u zasebnoj posudi.

d) Preliti preko paprika.

e) Pecite poklopljeno 25 do 35 minuta.

83. Super Gulaš

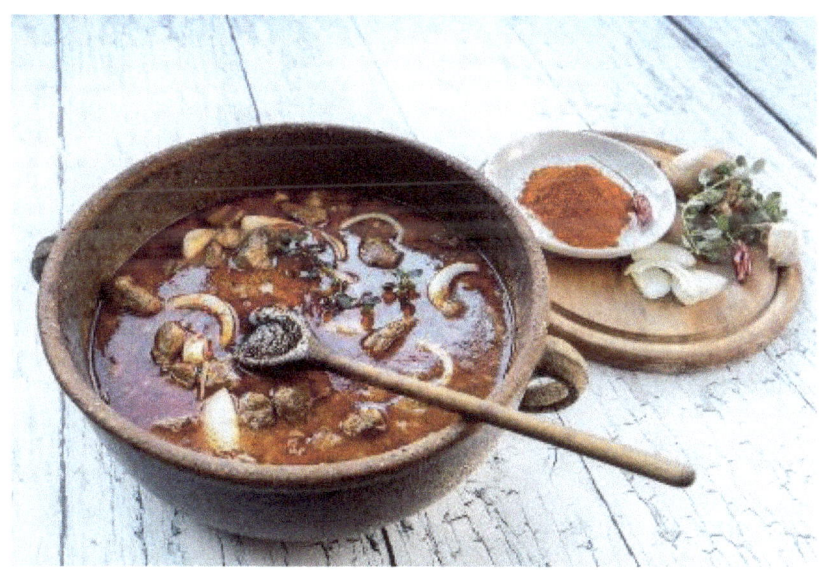

ZA 4-6 OSOBA

Sastojci

- 3 šalice cvjetače
- 1 funta mljevene govedine
- 1 srednja glavica luka, nasjeckana
- soli po ukusu
- mljeveni crni papar po ukusu
- češnjak po ukusu
- 2 šalice kuhanog graha
- 1 šalica paste od rajčice

Upute

a) Zažutite mljevenu govedinu i luk u tavi na srednjoj vatri. Ocijediti od masnoće. Dodajte češnjak, sol i papar po ukusu.

b) Umiješajte cvjetaču, grah i pastu od rajčice. Kuhajte dok cvjetača ne bude gotova.

84. Frijoles Charros

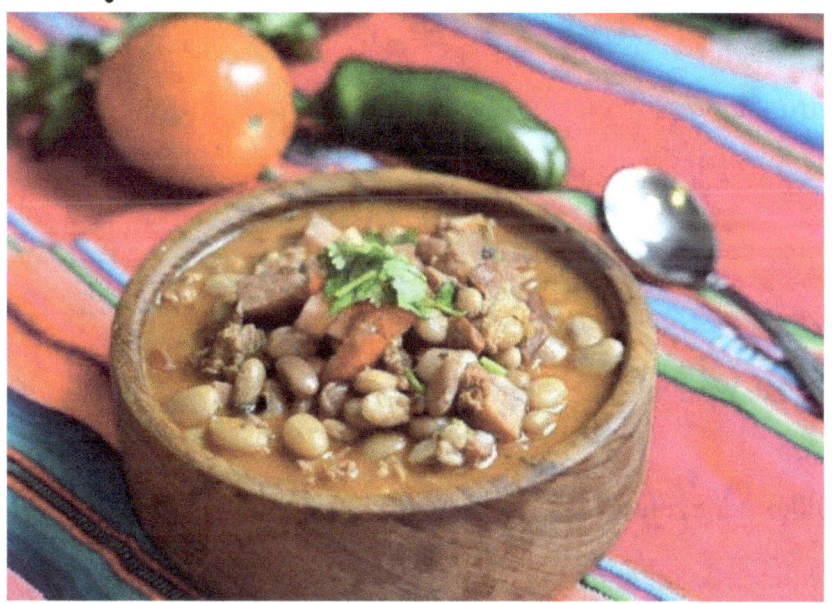

Za 4-6 osoba
Sastojci

- 1 funta suhog pinto graha
- 5 češnja češnjaka nasjeckanog
- 1 žličica soli
- 1/2 kilograma svinjetine, narezane na kockice
- 1 glavica luka nasjeckana i 2 svježe rajčice, narezane na kockice
- nekoliko narezanih jalapeno paprika
- 1/3 šalice nasjeckanog cilantra

Upute

a) Stavite pinto grah u sporo kuhalo. Pokrijte vodom. Umiješajte češnjak i sol. Poklopite i kuhajte 1 sat na visokoj temperaturi.

b) Kuhajte svinjetinu u tavi na jakoj vatri dok ne porumeni. Ocijedite mast. Stavite luk u tavu. Kuhajte dok ne omekša. Umiješajte jalapeno i rajčice. Kuhajte dok se ne zagrije. Prebacite u sporo kuhalo i umiješajte u grah. Nastavite kuhati 4 sata na niskoj temperaturi. Umiješajte cilantro otprilike pola sata prije kraja vremena kuhanja.

85. Piletina Cacciatore

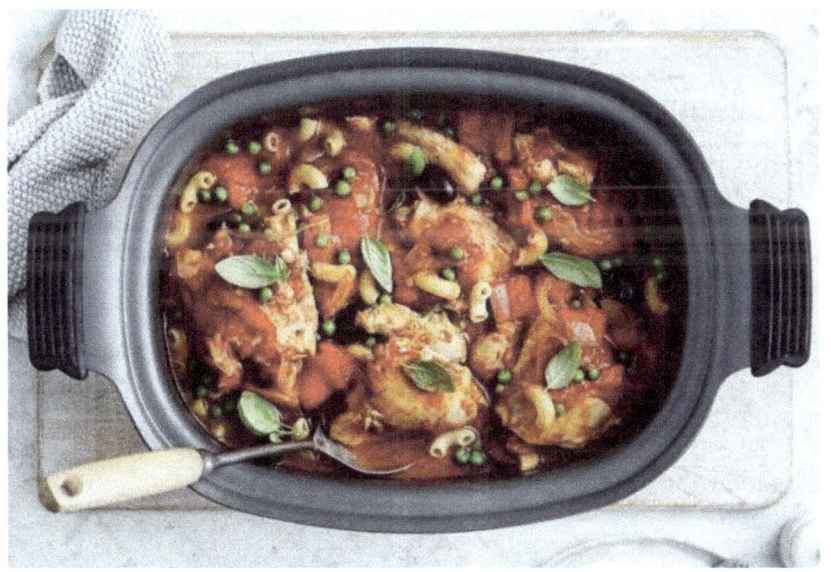

Poslužuje 8
Sastojci

- 4 funte pilećih bataka, s kožom
- 2 žlice ekstra djevičanskog maslinovog ulja ili ulje avokada
- Sol
- 1 narezan luk
- 1/3 šalice crnog vina
- 1 narezana crvena ili zelena paprika
- 8 unci narezanih cremini gljiva
- 2 narezana češnja češnjaka
- 3 šalice oguljenih i nasjeckanih rajčica
- 1/2 žličice mljevenog crnog papra
- 1 žličica suhog origana
- 1 žličica suhog timijana
- 1 grančica svježeg ružmarina
- 1 žlica svježeg peršina

Upute

a) Posolite piletinu sa svih strana. Zagrijte maslinovo ulje u tavi na srednje jakoj temperaturi. Zapecite nekoliko komada piletine s kožom prema dolje u tavi (nemojte previše) 5 minuta, zatim okrenite. Staviti na stranu. Pazite da vam preostane 2 žlice otopljene masti.

b) U tavu dodajte luk, gljive i papriku. Pojačajte vatru na srednje jaku. Kuhajte dok luk ne omekša, miješajući, oko 10 minuta. Dodajte češnjak i kuhajte još minutu.

c) Dodajte vino. Ostružite sve zapržene komadiće i pirjajte dok se vino ne reducira na pola. Dodajte rajčice, papriku, origano, timijan i žličicu soli. Pirjati otklopljeno još možda 5 minuta. Stavite komade piletine na rajčice, kožom prema gore. Smanjite toplinu. Pokrijte tavu s malo odškrinutim poklopcem.

d) Kuhajte piletinu na laganoj vatri. S vremena na vrijeme okrećite i perite. Dodajte ružmarin i kuhajte dok meso ne omekša, oko 30 do 40 minuta. Ukrasite peršinom.

86. Kupus dinstan s mesom

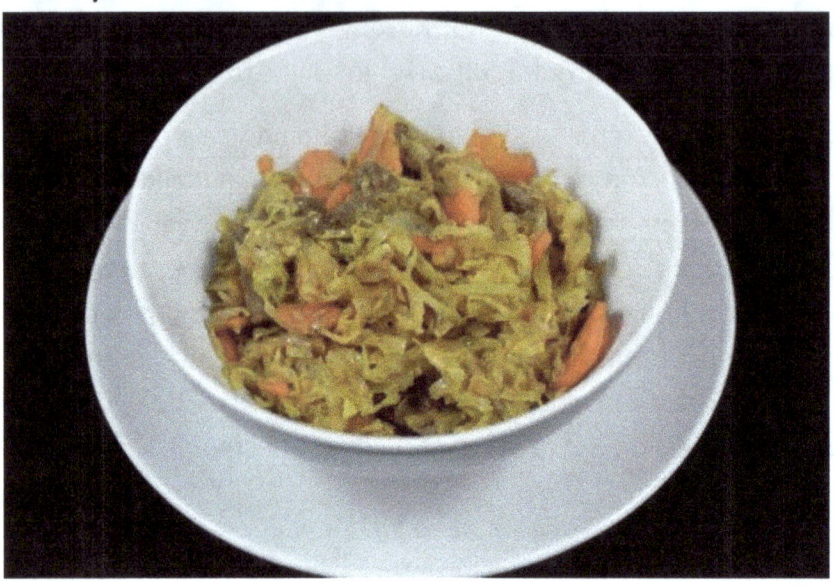

Poslužuje 8
Sastojci

- 1-1/2 funte mljevene junetine
- 1 šalica goveđeg temeljca
- 1 kosani luk
- 1 list lovora
- 1/4 žličice papra
- 2 narezana rebra celera
- 4 šalice nasjeckanog kupusa
- 1 mrkva, narezana na ploške
- 1 šalica paste od rajčice
- 1/4 žličice soli

Upute

a) Smeđe mljeveno meso u loncu. Dodajte goveđi temeljac, luk, papar i lovorov list. Poklopite i pirjajte dok ne omekša (oko 30 minuta). Dodajte celer, kupus i mrkvu.

b) Poklopite i pirjajte dok povrće ne omekša. Umiješajte pastu od rajčice i mješavinu začina. Pirjajte otklopljeno 20 minuta.

87. Goveđi gulaš s graškom i mrkvom

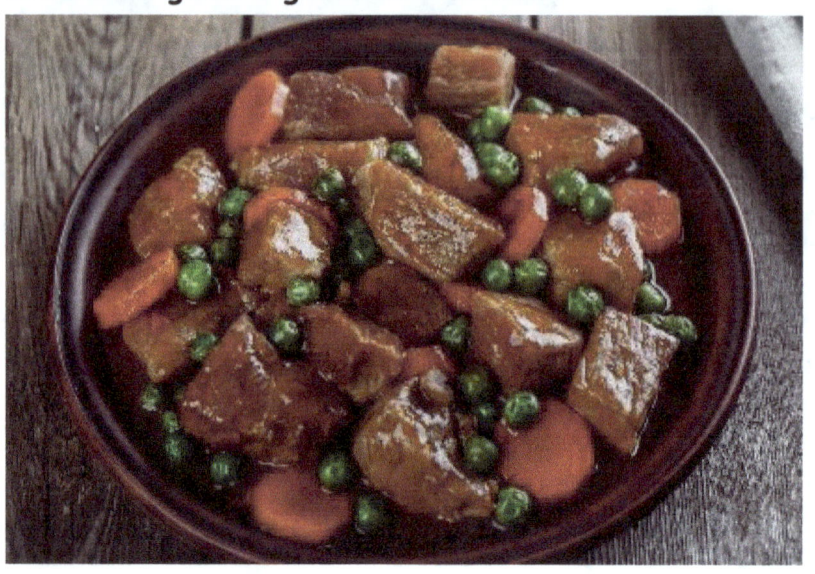

Poslužuje 8
Sastojci

- 1-1/2 šalice nasjeckane mrkve·
- 1 šalica nasjeckanog luka
- 2 žlice kokosovog ulja
- 1-1/2 šalice zelenog graška
- 4 šalice goveđeg temeljca
- 1/2 žličice soli t
- 1/4 žličice mljevenog crnog papra
- 1/2 žličice mljevenog češnjaka
- 4 funte pečene chuck bez kostiju

Upute

a) Kuhajte luk na kokosovom ulju na srednjoj dok ne omekša (nekoliko minuta). Dodajte sve ostale sastojke i promiješajte.

b) Poklopite i kuhajte na laganoj vatri 2 sata. Bademovo brašno pomiješajte s malo hladne vode, dodajte u gulaš i kuhajte još minutu.

88. Zeleni pileći paprikaš

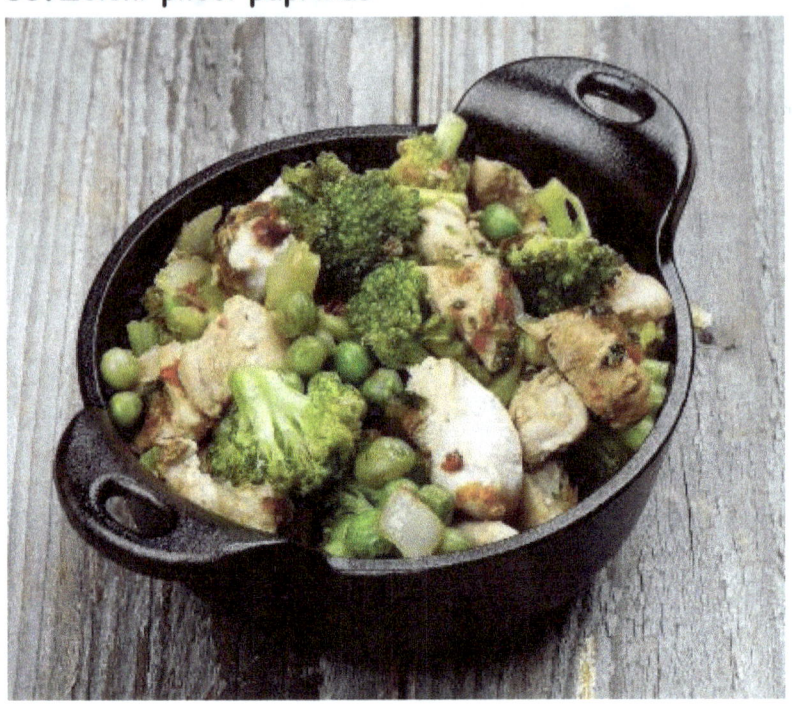

Poslužuje 6-8

Sastojci

- 1-1/2 šalice cvjetića brokule
- 1 šalica nasjeckanih stabljika celera
- 1 šalica narezanog poriluka
- 2 žlice kokosovog ulja
- 1-1/2 šalice zelenog graška
- 2 šalice pilećeg temeljca
- 1/2 žličice soli
- 1/4 žličice mljevenog crnog papra
- 1/2 žličice mljevenog češnjaka

- 4 kilograma komada piletine bez kostiju i kože

Upute

a) Kuhajte poriluk na kokosovom ulju na srednjoj dok ne omekša (nekoliko minuta). Dodajte sve ostale sastojke i promiješajte.

b) Poklopite i kuhajte na laganoj vatri 1 sat. Bademovo brašno pomiješajte s malo hladne vode, dodajte u gulaš i kuhajte još minutu.

89. Irski paprikaš

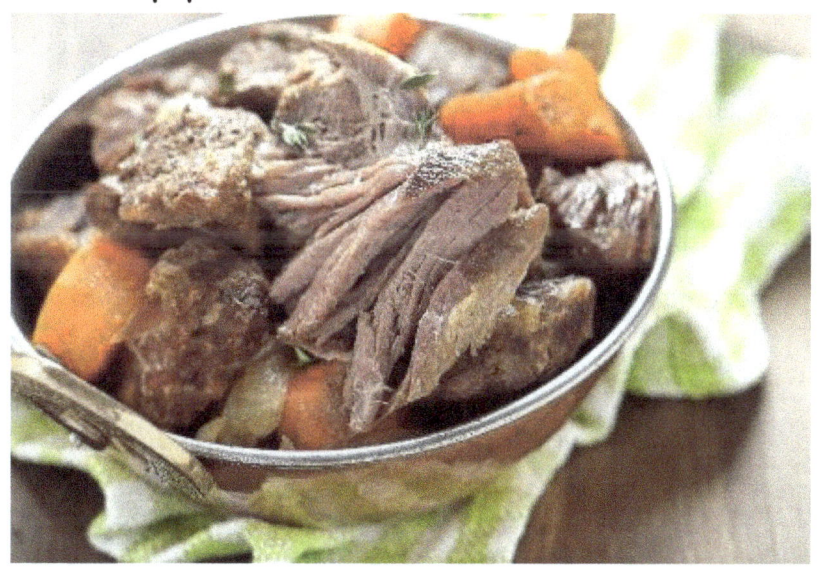

Poslužuje 8

Sastojci

- 2 kosana luka
- 2 žlice kokosovog ulja
- 1 grančica suhe majčine dušice
- 2 1/2 kilograma nasjeckanog mesa od janjećeg vrata
- 6 nasjeckanih mrkvi
- 2 žlice smeđe riže
- 5 šalica pilećeg temeljca
- Sol
- Mljeveni crni papar
- 1 buket garni (majčina dušica, peršin i lovorov list)
- 2 nasjeckana slatka krumpira
- 1 vezica nasjeckanog peršina
- 1 vezica vlasca

Upute

a) Kuhajte luk na kokosovom ulju na srednjoj dok ne omekša. Dodajte sušeni timijan i janjetinu te promiješajte. Dodajte smeđu rižu, mrkvu i pileći temeljac. Posoliti, popapriti i dodati bouquet garni. Poklopite i kuhajte na laganoj vatri 2 sata. Na gulaš stavite batat i kuhajte 30 minuta dok se meso ne raspadne.

b) Ukrasite peršinom i vlascem.

90. Mađarski gulaš od graška

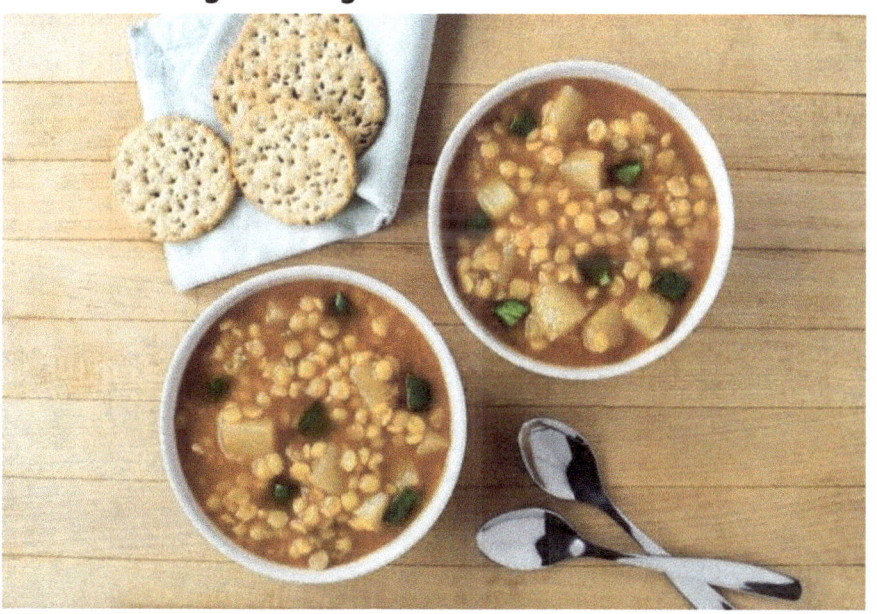

Poslužuje 8
Sastojci

- 6 šalica zelenog graška
- 1 funta svinjetine narezane na kocke
- 2 žlice maslinovog ulja ili ulje avokada
- 3 1/2 žlice bademovog brašna
- 2 žlice nasjeckanog peršina
- 1 šalica vode
- 1/2 žličice soli
- 1 šalica kokosovog mlijeka
- 1 žličica kokosovog šećera

Upute

a) Svinjetinu i zeleni grašak dinstajte na maslinovom ulju na srednjoj vatri dok gotovo ne omekšaju (cca. 10 minuta)

b) Dodajte sol, nasjeckani peršin, kokosov šećer i bademovo brašno, pa kuhajte još minutu.

c) Dodajte vodu pa mlijeko i promiješajte.

d) Kuhajte još 4 minute na laganoj vatri uz povremeno miješanje.

91. Piletina Tikka Masala

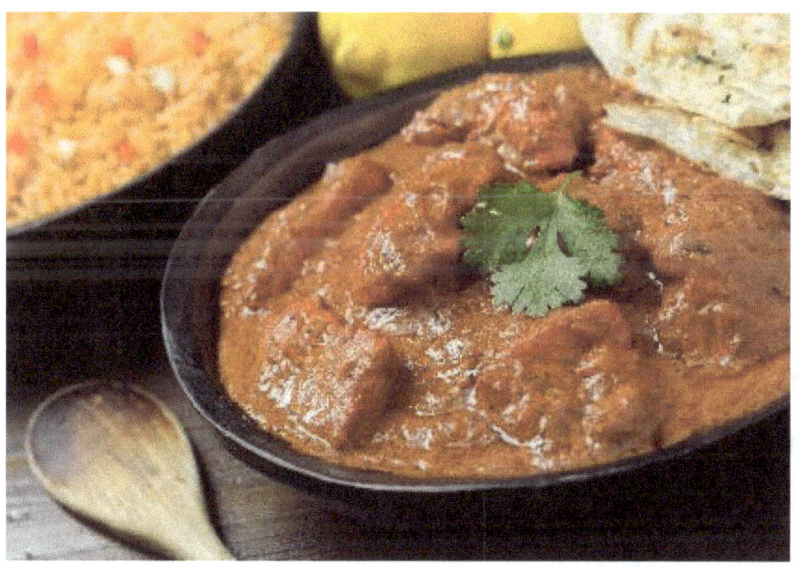

Sastojci

- 5 funti komada piletine, bez kože, s kostima
- 3 žlice pržene paprike
- 2 žlice prženih mljevenih sjemenki korijandera
- 12 nasjeckanih češnjeva češnjaka
- 3 žlice nasjeckanog svježeg đumbira
- 2 šalice jogurta
- 3/4 šalice limunovog soka (4 do 6 limuna)
- 1 žličica morske soli
- 4 žlice kokosovog ulja
- 1 narezan luk
- 4 šalice nasjeckanih rajčica
- 1/2 šalice nasjeckanog cilantra
- 1 šalica kokosovog vrhnja

Upute

a) Zarežite piletinu nožem duboko u razmacima od 1 inča. Stavite piletinu u veliku posudu za pečenje.

b) Pomiješajte korijander, kumin, papriku, kurkumu i kajensku papriku u zdjeli i promiješajte. Odvojite 3 žlice ove mješavine začina. Pomiješajte preostalih 6 žlica mješavine začina s 8 režnjeva češnjaka, jogurtom, 2 žlice đumbira,

1/4 šalice soli i 1/2 šalice limunovog soka u velikoj zdjeli i pomiješajte. Komade piletine preliti marinadom .

c) Zagrijte kokosovo ulje u velikom loncu na srednje jakoj vatri i dodajte preostali češnjak i đumbir. Dodajte luk. Kuhajte oko 10 minuta uz povremeno miješanje. Dodajte sačuvanu mješavinu začina i kuhajte dok ne zamiriše, oko pola minute. Ostružite sve zapečene komadiće s dna tave i dodajte rajčice i polovicu cilantra. Pirjajte 15 minuta. Pustite da se malo ohladi i izradite u pire.

d) Umiješajte kokosovo vrhnje i preostalu četvrtinu šalice soka od limuna. Posolite po ukusu i ostavite sa strane dok se piletina ne skuha.

e) Kuhajte piletinu na roštilju ili u peci.

f) Piletinu odvojite od kostiju i narežite na grube komade veličine zalogaja. Dodajte komade piletine u lonac s umakom. Zakuhajte na srednjoj vatri i kuhajte oko 10 minuta.

92. Grčki goveđi gulaš (Stifado)

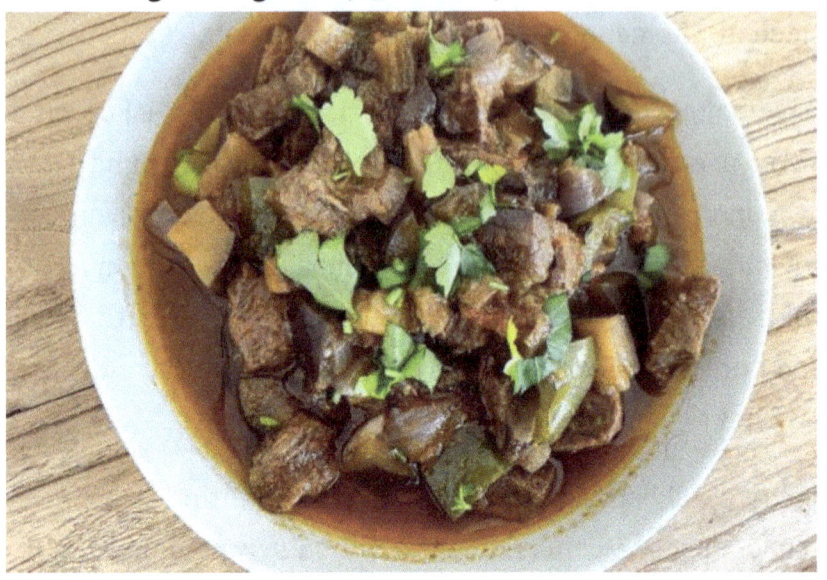

Poslužuje 8

Sastojci

- 4 velika komada telećeg ili goveđeg ossa bucco
- 20 cijelih ljutika, oguljenih
- 3 lista lovora
- 8 režnjeva češnjaka
- 3 grančice ružmarina
- 6 cijelih pimenta
- 5 cijelih klinčića
- 1/2 žličice mljevenog muškatnog oraščića

- 1/2 šalice maslinovog ulja ili ulje avokada
- 1/3 šalice jabučnog octa
- 1 žlica soli
- 2 šalice paste od rajčice
- 1/4 žličice crnog papra

Upute

a) Pomiješajte ocat i pastu od rajčice i ostavite sa strane. U lonac stavite meso, ljutiku, češnjak i sve začine.

b) Dodajte pastu od rajčice, ulje i ocat. Pokrijte lonac, lagano zakuhajte i kuhajte na laganoj vatri 2 sata. Nemojte otvarati i miješati, samo povremeno protresite lonac.

c) Poslužite uz smeđu rižu ili možda kvinoju.

93. Mesni gulaš s crvenim grahom

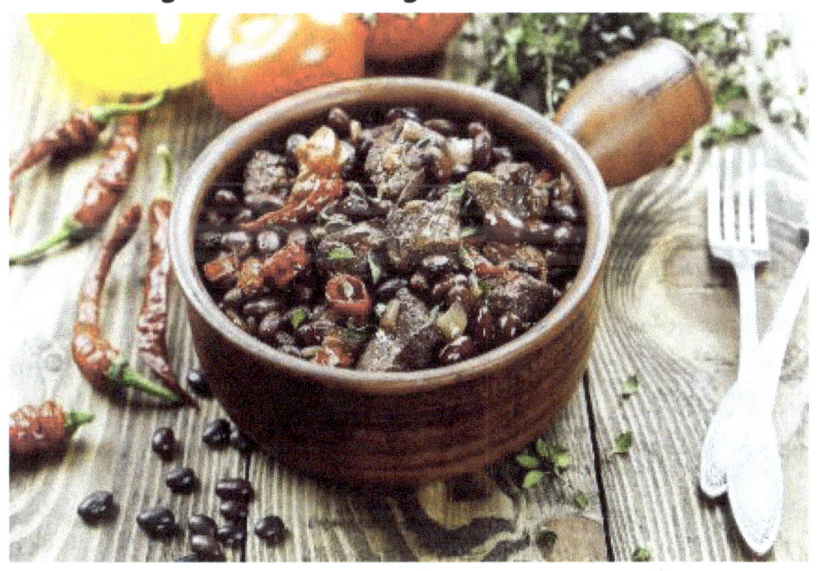

Poslužuje 8

Sastojci

- 3 žlice maslinovog ulja ili ulje avokada
- 1/2 nasjeckanog luka
- 1 lb nemasne govedine narezane na kockice
- 2 žličice mljevenog kima
- 2 žličice mljevene kurkume (po želji)
- 1/2 žličice mljevenog cimeta (po želji)
- 2 1/2 šalice vode
- 5 žlica nasjeckanog svježeg peršina
- 3 žlice nasjeckanog vlasca
- 2 šalice kuhanog graha
- 1 limun, sok od
- 1 žlica bademovog brašna
- sol i crni papar

Upute

a) Pirjajte luk u tavi na dvije žlice ulja dok ne omekša.

b) Dodajte govedinu i kuhajte dok meso ne porumeni sa svih strana. Umiješajte kurkumu, cimet (oboje po želji) i kumin te kuhajte jednu minutu. Dodajte vodu i pustite da zavrije.

c) Poklopite i kuhajte na laganoj vatri 45 minuta. Povremeno promiješajte. Pirjajte peršin i vlasac na preostaloj 1 žlici maslinovog ulja oko 2 minute i tu smjesu dodajte govedini. Dodajte grah i limunov sok te začinite solju i paprom.

d) Za zgušnjavanje gulaša umiješajte jednu žlicu bademovog brašna razmućenog s malo vode. Pirjajte nepoklopljeno pola sata dok meso ne omekša. Poslužite sa smeđom rižom.

94. Gulaš od janjetine i batata

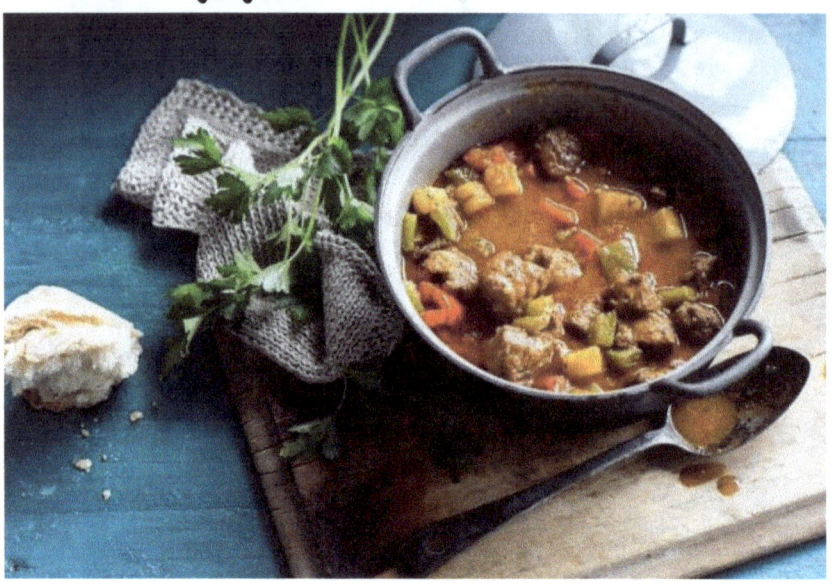

Poslužuje 8

Sastojci

- 1-1/2 šalice paste od rajčice
- 1/4 šalice soka od limuna
- 2 žlice senfa
- 1/2 žličice soli
- 1/4 žličice mljevenog crnog papra
- 1/4 šalice komadića maslaca od badema
- 2 kockice batata
- 1/2 žličice mljevenog češnjaka
- 4 funte pečene chuck bez kostiju

Upute

a) U velikoj zdjeli pomiješajte pastu od rajčice, sok od limuna, maslac od badema i senf. Umiješajte sol, papar, češnjak i batat narezan na kockice.
Stavite chuck pečenje u sporo kuhalo. Prelijte smjesu rajčice preko pečenja.

b) Poklopite i kuhajte na laganoj vatri 7 do 9 sati.

c) Izvadite pečeno pečenje iz sporog kuhala, isjeckajte ga vilicom i vratite u sporo kuhalo. Promiješajte meso da se ravnomjerno prekrije umakom. Nastavite kuhati otprilike 1 sat.

95. Pečena pileća prsa

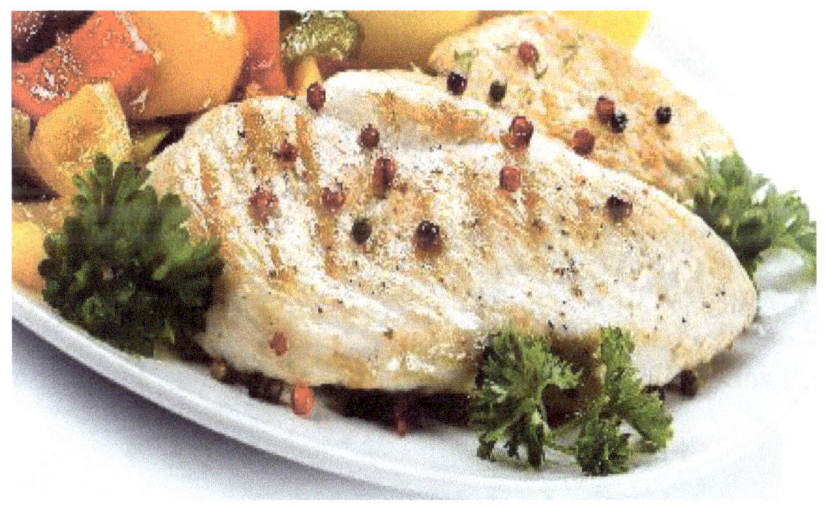

POSLUŽUJE 10

Sastojci

- 10 pilećih prsa bez kostiju i kože
- 3/4 šalice nemasnog jogurta
- 1/2 šalice nasjeckanog bosiljka
- 2 žličice brašna od strelice
- 1 šalica zobenih pahuljica krupno mljevenih

Upute

a) U posudu za pečenje rasporedite piletinu. Pomiješajte bosiljak, jogurt i brašno od strelice; dobro izmiješajte i premažite preko piletine.

b) Pomiješajte zobene pahuljice sa soli i paprom po ukusu i pospite preko piletine.

c) Pecite piletinu na 375 stupnjeva u pećnici pola sata. Za 10 porcija.

96. Pečena piletina s ružmarinom

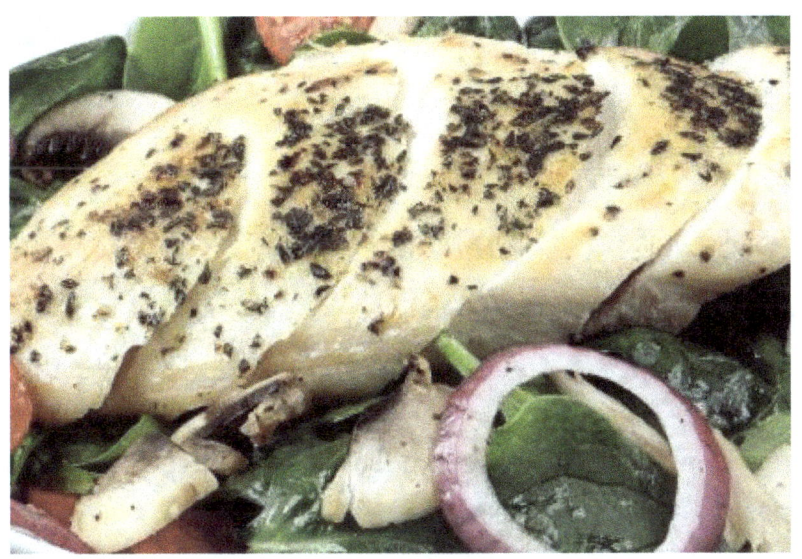

POSLUŽUJE 6-8

Sastojci

- 1 (3 funte) cijelo pile, isprano, oguljeno
- sol i papar po ukusu
- 1 glavica luka, narezana na četvrtine
- 1/4 šalice nasjeckanog ružmarina

Upute

a) Zagrijte pećnicu na 350F. Meso pospite solju i paprom. Nadjenite lukom i ružmarinom.

b) Stavite u posudu za pečenje i pecite u prethodno zagrijanoj pećnici dok piletina ne bude pečena.

c) Ovisno o veličini ptice, vrijeme kuhanja će varirati.

97. Carne Asada

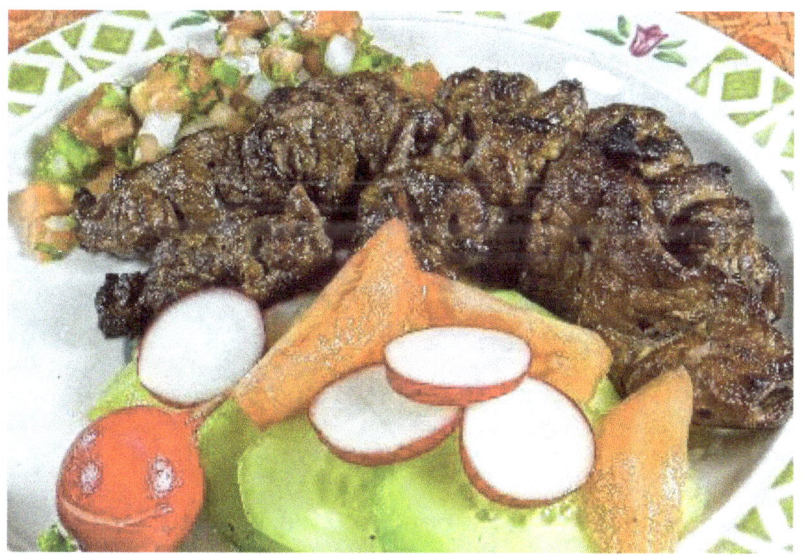

Upute

a) Pomiješajte češnjak, jalapeno, cilantro, sol i papar da napravite pastu. Stavite pastu u posudu. Dodajte ulje, sok od limete i naranče. Protresite da se sjedini. Koristite kao marinadu za govedinu ili kao začin za stol.

b) Flank odreske stavite u posudu za pečenje i prelijte marinadom. Hladiti do 8 sati.
Odrezak izvadite iz marinade i začinite ga s obje strane solju i paprom.

c) Pecite odrezak na roštilju (ili pecite) 7 do 10 minuta sa svake strane, okrećući ga jednom, dok ne postane srednje pečen. Odrezak stavite na dasku za rezanje i ostavite da se sok slegne (5 minuta). Tanko narežite odrezak poprečno.

98. Cioppino

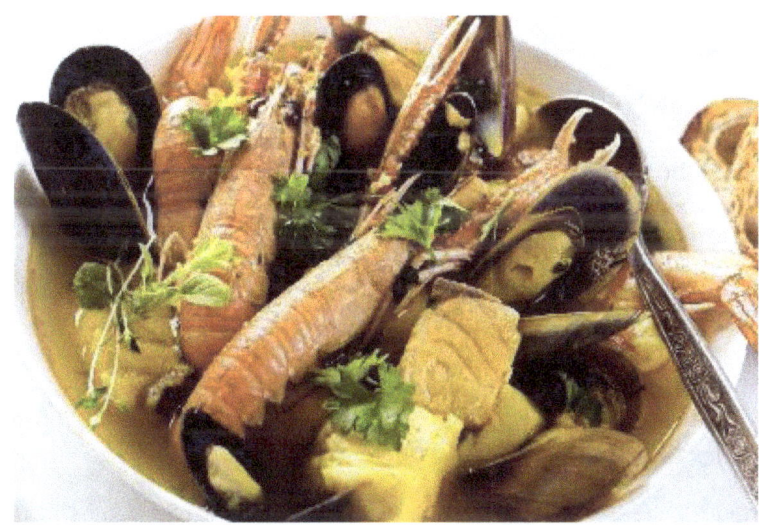

POSLUŽUJE 6

Sastojci

- 3/4 šalice kokosovog ulja
- 2 glavice luka nasjeckane
- 2 češnja češnjaka, mljevena
- 1 vezica svježeg peršina, nasjeckanog
- 1,5 šalica pirjanih rajčica
- 1,5 šalica pileće juhe
- 2 lista lovora
- 1 žlica sušenog bosiljka
- 1/2 žličice suhe majčine dušice
- 1/2 žličice sušenog origana
- 1 šalica vode
- 1-1/2 šalice bijelog vina
- 1-1/2 funte velikih račića oguljenih i očišćenih
- 1-1/2 funte lovorovih jakobovih kapica
- 18 malih školjki
- 18 očišćenih dagnji bez brade
- 1-1/2 šalice mesa rakova
- 1-1/2 funte fileta bakalara, narezanog na kocke

Upute

a) Na srednjoj vatri otopite kokosovo ulje u velikoj posudi i dodajte luk, peršin i češnjak. Kuhajte polako uz povremeno miješanje dok luk ne omekša. U lonac dodajte rajčice. Dodajte pileću juhu, origano, lovor, bosiljak, timijan, vodu i vino. Dobro promiješajte.

b) Poklopite i kuhajte 30 minuta.
Umiješajte škampe, jakobove kapice, školjke, dagnje i meso rakova. Umiješajte ribu. Pustite da prokuha. Smanjite vatru, poklopite i pirjajte dok se školjke ne otvore.

99. Iverak s narančastim kokosom

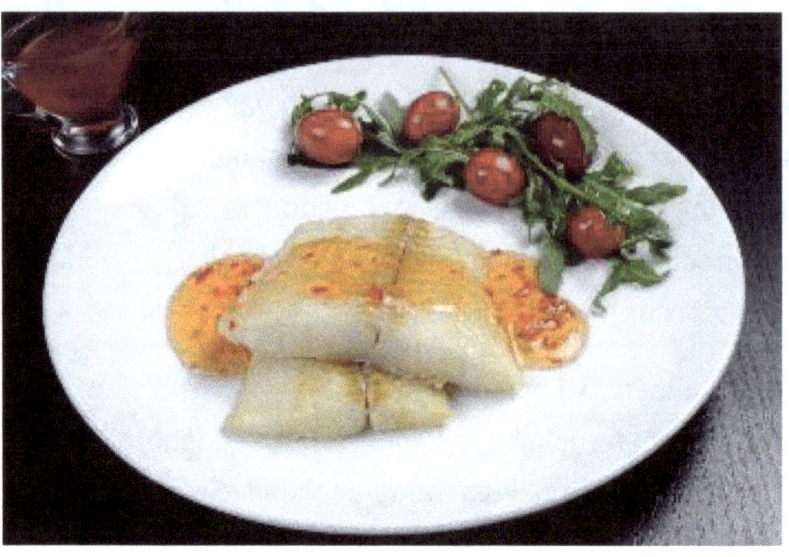

Poslužuje 6

Sastojci

- 3 1/2 lbs. iverak
- 3 žlice bijelog vina
- 3 žlice soka od limuna
- 3 žlice kokosovog ulja
- 3 žlice peršina
- 1 žličica crnog papra
- 2 žlice narančine korice
- 1/2 žličice soli
- 1/2 šalice nasjeckanog mladog luka

Upute

a) Zagrijte pećnicu na 325F. Ribu pospite paprom i solju.

b) Stavite ribu u posudu za pečenje. Po vrhu ribe pospite koricu naranče. Otopite preostalo kokosovo ulje pa u kokosovo ulje dodajte peršin i mladi luk te prelijte preko iverka. Zatim dodajte bijelo vino.

c) Stavite u pećnicu i pecite 15 minuta. Sa strane poslužite ribu s dodatnim sokom.

100. Losos na žaru

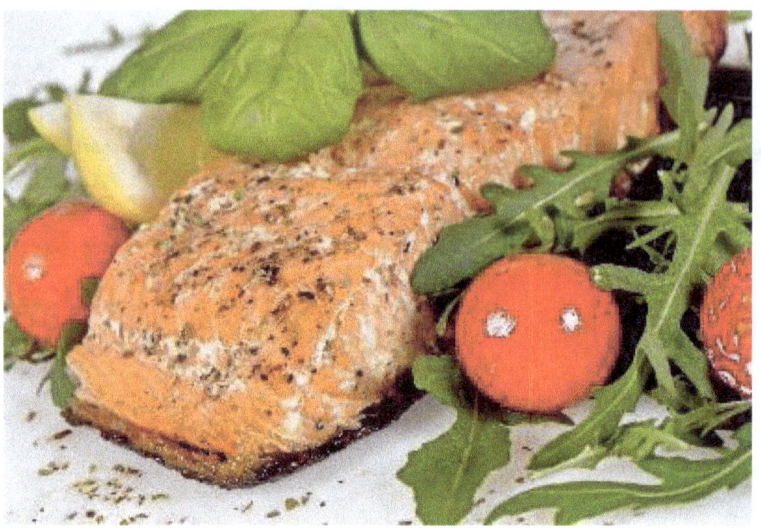

Služi 4

Sastojci

- 4 (4 unce) fileta lososa
- 1/4 šalice kokosovog ulja
- 2 žlice ribljeg umaka
- 2 žlice soka od limuna
- 2 žlice tanko narezanog mladog luka
- 1 češanj češnjaka, mljevenog i 3/4 žličice mljevenog đumbira
- 1/2 žličice mljevene crvene paprike
- 1/2 žličice sezamovog ulja
- 1/8 žličice soli

Upute

a) Pomiješajte kokosovo ulje, riblji umak, češnjak, đumbir, pahuljice crvenog čilija, limunov sok, zeleni luk, sezamovo ulje i sol. Stavite ribu u staklenu posudu i prelijte marinadom.

b) Pokrijte i stavite u hladnjak na 4 sata.

c) Zagrijte roštilj. Stavite losos na roštilj. Pecite na roštilju dok riba ne omekša. Tijekom kuhanja napola okrenite.

ZAKLJUČAK

Kako bi se utvrdilo je li hrana niska masnoća, osoba može pročitati njezinu oznaku hranjivih vrijednosti. Od vitalne je važnosti pročitati dio naljepnice koji navodi specifične vrijednosti, jer mnogi proizvođači označavaju hranu kao "nisku masnoću" unatoč tome što ima relativno visok udio masti.

Primjeri hrane s niskim udjelom masti koju osoba može uključiti u svoju prehranu uključuju:

- Žitarice, žitarice i proizvodi od tjestenine
- tortilje od kukuruza ili cjelovitog zrna pšenice
- pečeni krekeri
- većina hladnih žitarica
- rezanci, posebno inačice od cjelovitih žitarica
- zobena kaša
- riža
- peciva od cjelovitog zrna
- engleski muffini
- pita kruh

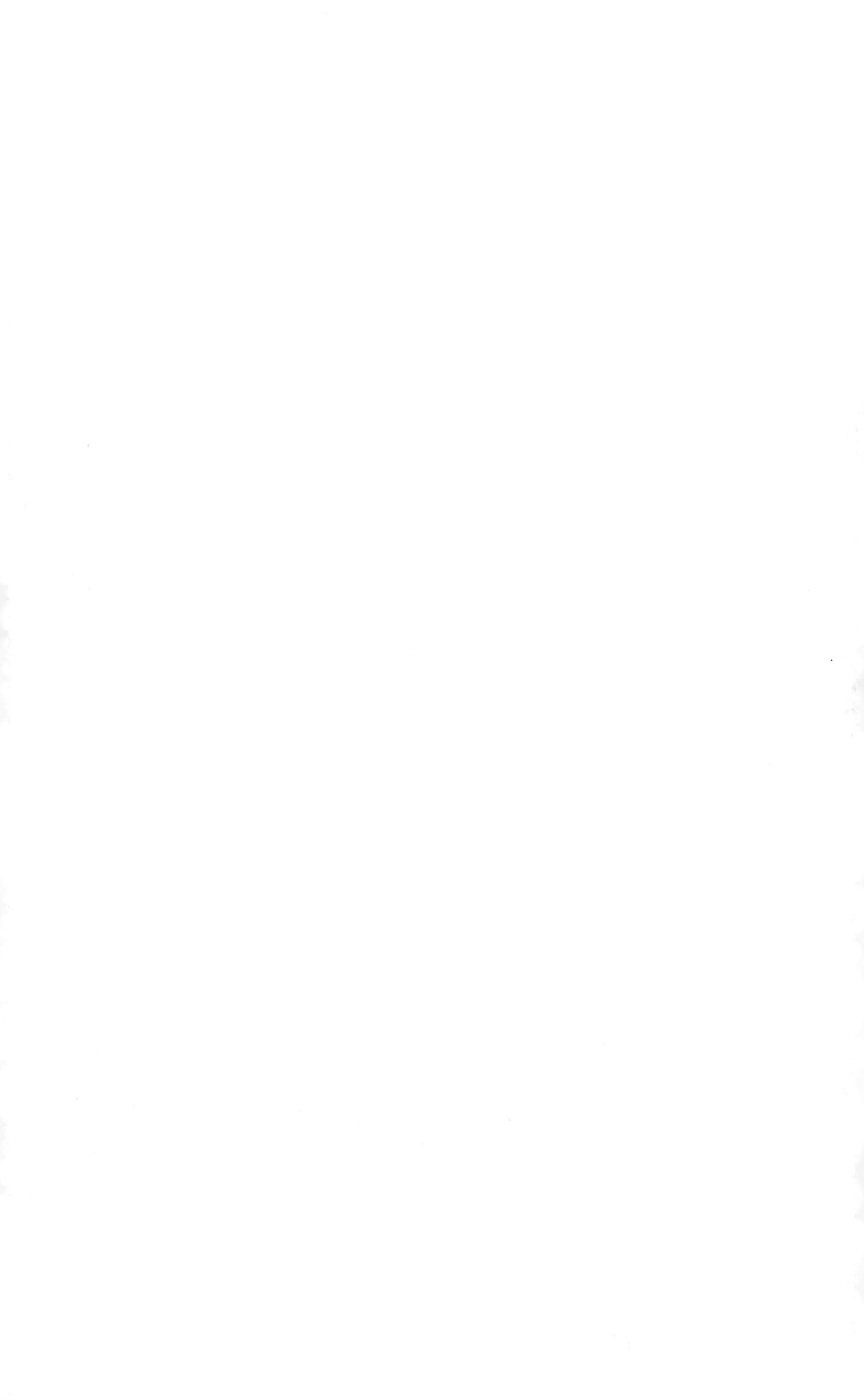

www.ingramcontent.com/pod-product-compliance
Lightning Source LLC
Chambersburg PA
CBHW070659120526
44590CB00013BA/1025